Alyaa Farid

Antigénio

Alyaa Farid

Antigénio

ScienciaScripts

Imprint

Any brand names and product names mentioned in this book are subject to trademark, brand or patent protection and are trademarks or registered trademarks of their respective holders. The use of brand names, product names, common names, trade names, product descriptions etc. even without a particular marking in this work is in no way to be construed to mean that such names may be regarded as unrestricted in respect of trademark and brand protection legislation and could thus be used by anyone.

Cover image: www.ingimage.com

This book is a translation from the original published under ISBN 978-3-659-81082-4.

Publisher:
Sciencia Scripts
is a trademark of
Dodo Books Indian Ocean Ltd. and OmniScriptum S.R.L publishing group

120 High Road, East Finchley, London, N2 9ED, United Kingdom
Str. Armeneasca 28/1, office 1, Chisinau MD-2012, Republic of Moldova, Europe
Printed at: see last page
ISBN: 978-620-7-86983-1

Conteúdo

Capítulo 1

Antigénio

Em imunologia, um **antigénio** é uma molécula capaz de induzir uma resposta imunitária por parte do organismo hospedeiro,[1] embora por vezes os antigénios possam fazer parte do próprio hospedeiro. Por outras palavras, um antigénio é qualquer substância que faz com que o sistema imunitário produza anticorpos contra ela[2]. Cada anticorpo é produzido especificamente pelo sistema imunitário para corresponder a um antigénio depois de as células do sistema imunitário entrarem em contacto com ele; isto permite uma identificação precisa do antigénio e o início de uma resposta adaptada. Diz-se que o anticorpo "combina" com o antigénio no sentido em que se pode ligar a ele graças a adaptações realizadas numa região do anticorpo; por este motivo, podem ser produzidos muitos anticorpos diferentes, com especificidade para se ligarem a muitos antigénios diferentes, embora partilhando a mesma estrutura básica. Na maioria dos casos, um anticorpo só pode ligar-se a um antigénio específico; no entanto, em alguns casos, os anticorpos podem ligar-se a mais do que um antigénio.

Um antigénio é uma molécula que se liga a receptores específicos Ag, mas que, por si só, não pode necessariamente induzir uma resposta imunitária no organismo[3]. Os antigénios são normalmente péptidos, polissacáridos ou lípidos. Em geral, as moléculas que não os péptidos (sacarídeos e lípidos) são consideradas antigénios, mas não imunogénios, uma vez que não podem provocar uma resposta imunitária por si só. Além disso, para que um péptido induza uma resposta imunitária (ativação das células T pelas células apresentadoras de antigénios), deve ter um tamanho suficientemente grande, uma vez que os péptidos demasiado pequenos também não provocam uma resposta imunitária. O termo antigénio descrevia originalmente uma molécula estrutural que se liga especificamente a um anticorpo. Foi expandido para se referir a qualquer molécula ou fragmento molecular linear que possa ser reconhecido por receptores de antigénio altamente variáveis (recetor de células B ou recetor de células T) do sistema imunitário adaptativo.

O antigénio pode ter origem no interior do organismo ("auto-antigénio") ou no ambiente externo ("não próprio"). O sistema imunitário normalmente não reage a auto-antigénios em condições homeostáticas normais devido à seleção negativa das células T no timo e é suposto identificar e atacar apenas invasores "não próprios" do mundo exterior ou substâncias modificadas/prejudiciais presentes no corpo em condições de sofrimento.[4]

As células apresentadoras de antigénios apresentam antigénios sob a forma de péptidos em moléculas de histocompatibilidade. As células T do sistema imunitário adaptativo reconhecem os antigénios. Dependendo do antigénio e do tipo de molécula de histocompatibilidade, são activados diferentes tipos de células T. Para o reconhecimento do recetor de células T (TCR), o péptido tem de ser processado em pequenos fragmentos no interior da célula e apresentado por um complexo principal de histocompatibilidade (MHC).[5] O antigénio não pode desencadear a resposta imunitária sem a ajuda de um adjuvante imunológico.[3] Do mesmo modo, o componente adjuvante das vacinas desempenha um papel essencial na ativação do sistema imunitário inato.[6][7]

Um imunogénio é uma substância (ou aduto) capaz de desencadear uma resposta imunitária humoral (inata) e/ou mediada por células.[8] Começa por iniciar uma resposta imunitária inata, que depois provoca a ativação da resposta imunitária adaptativa. Um antigénio liga-se aos produtos imunoreceptores altamente variáveis (recetor de células B ou recetor de células T) depois de estes terem sido gerados. Todas as moléculas imunogénicas são também antigénios, embora o inverso não seja verdadeiro.[9]

A nível molecular, um antigénio pode ser caracterizado pela sua capacidade de se ligar à região Fab variável de um anticorpo. Diferentes anticorpos têm o potencial de discriminar entre epítopos específicos presentes na superfície do antigénio. Um hapteno é uma pequena molécula que altera a estrutura de um epítopo antigénico. Para induzir uma resposta imunitária, tem de estar ligada a uma grande molécula transportadora, como uma proteína. Os antigénios são geralmente proteínas e polissacáridos e, menos frequentemente, lípidos. Isto inclui partes (revestimentos, cápsulas, paredes celulares, flagelos, fímbrias e toxinas) de bactérias, vírus e outros microrganismos. Os lípidos e os ácidos nucleicos só são antigénicos quando combinados com proteínas e polissacáridos. Os antigénios não microbianos não próprios podem incluir pólen, clara de ovo e proteínas de tecidos e órgãos transplantados ou na superfície de células sanguíneas transfundidas. As vacinas são exemplos de antigénios numa forma imunogénica, que são intencionalmente administrados para induzir a função de memória do sistema imunitário adaptativo em relação aos antigénios do agente patogénico que invade o recetor.

Etimologia

Paul Ehrlich cunhou o termo anticorpo (em alemão *Antikörper)* na sua teoria da cadeia lateral no final do século XIX.[10] Em 1899, Ladislas Deutsch (Laszlo Detre) (1874-1939) designou as substâncias hipotéticas a meio caminho entre os constituintes bacterianos e os anticorpos como "substâncias imunogénicas ou antigénicas" (substâncias antigénicas ou imunogénicas). Inicialmente, ele acreditava que essas substâncias eram precursoras de anticorpos, assim como o zimogénio é um precursor de uma enzima. Mas, em 1903, compreendeu que um antigénio induz a produção de corpos imunes (anticorpos) e escreveu que a palavra antigénio é uma contração de antisomatogénio (Immunkörperbildner). O Oxford English Dictionary indica que a construção lógica deveria ser "anti(body)-gen".[11]

Terminologia

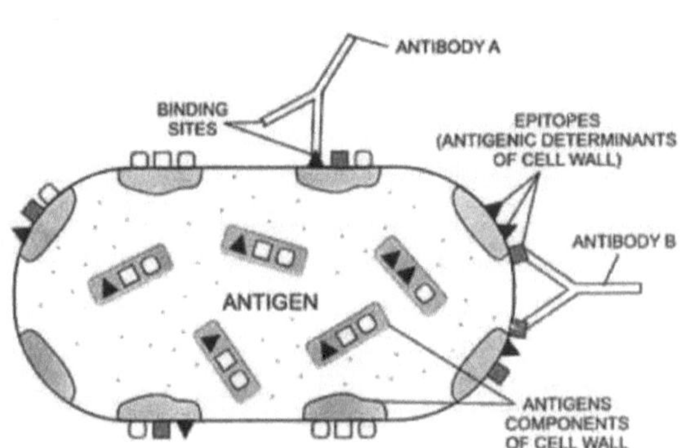

Diagram showing an antigen with epitopes (antigenic determinants). Two attached antibodies are also shown.\

Fig. 1.1: Embora todos os antigénios sejam reconhecidos por linfócitos específicos ou por anticorpos, apenas alguns antigénios são capazes de ativar os linfócitos. As moléculas que estimulam as respostas imunitárias são designadas por **imunogénios**. **Os epítopos** são regiões imunologicamente activas de um imunogénio (ou antigénio) que se ligam a receptores de membrana específicos do antigénio em linfócitos ou a anticorpos segregados. São também designadas por **determinantes antigénicos. Os autoantigénios**, por exemplo, são os antigénios próprios de uma pessoa. Exemplos: Tiroglobulina, ADN, tecido córneo, etc. Os **aloantigénios** são antigénios encontrados em diferentes membros da mesma espécie (os antigénios A e B dos glóbulos vermelhos são exemplos). **Os antigénios heterófilos** são antigénios idênticos encontrados em células de espécies diferentes. Exemplos: Antigénio de Forrssman, antigénios microbianos de reação cruzada, etc. **Os adjuvantes** são substâncias que, por si só, não são imunogénicas, mas que aumentam a imunogenicidade de qualquer imunogénio adicionado.

- Epítopo - As características distintas da superfície de um antigénio, o seu *determinante antigénico*. As moléculas antigénicas, normalmente polímeros biológicos "grandes", apresentam normalmente características de superfície que podem funcionar como pontos de interação para anticorpos específicos (fig. 1.1). Qualquer caraterística deste tipo constitui um epítopo. A maioria dos antigénios tem o potencial de ser ligada por múltiplos anticorpos, cada um dos quais é específico de um dos epítopos do antigénio. Utilizando a metáfora da "fechadura e da chave", o antigénio pode ser visto como um conjunto de chaves (epítopos), cada uma das quais corresponde a uma fechadura diferente (anticorpo). Os diferentes **idiotipos** de anticorpos têm regiões determinantes da complementaridade com formações distintas.

• Alergénio - Uma substância capaz de provocar uma reação alérgica. A reação (prejudicial) pode ocorrer após exposição por ingestão, inalação, injeção ou contacto com a pele.

• Superantigénio - Uma classe de antigénios que provocam a ativação não específica das células T, resultando na ativação policlonal das células T e na libertação maciça de citocinas.

• Tolerogénio - Uma substância que invoca uma reação imunitária específica devido à sua forma molecular. Se a sua forma molecular for alterada, um tolerogénio pode tornar-se um imunogénio.

• Proteína de ligação à imunoglobulina - Proteínas como a proteína A, a proteína G e a proteína L que são capazes de se ligar a anticorpos em posições fora do local de ligação ao antigénio. Enquanto os antigénios são o "alvo" dos anticorpos, as proteínas de ligação às imunoglobulinas "atacam" os anticorpos. .

• Antigénio dependente de T - Antigénios que requerem a assistência de células T para induzir a formação de anticorpos específicos.

• Antigénio T-independente - Polissacáridos (normalmente) que estimulam diretamente as células B.

• Antigénios imunodominantes - Antigénios que dominam (em relação a todos os outros de um agente patogénico) na sua capacidade de produzir uma resposta imunitária. As respostas das células T são tipicamente dirigidas contra um número relativamente pequeno de epítopos imunodominantes, embora em alguns casos (por exemplo, na infeção pelo agente patogénico da malária *Plasmodium spp.) estejam* dispersos por um número relativamente grande de antigénios do parasita. [12]

Fontes

Os antigénios podem ser classificados de acordo com a sua origem:

Antigénios exógenos

Os antigénios exógenos são antigénios que entraram no organismo a partir do exterior, por exemplo, por inalação, ingestão ou injeção. A resposta do sistema imunitário aos antigénios exógenos é frequentemente subclínica. Por endocitose ou fagocitose, os antigénios exógenos são levados para as células apresentadoras de antigénios (APCs) e processados em fragmentos. As APCs apresentam então os fragmentos às células T auxiliares (CD4$^+$) através da utilização de moléculas de histocompatibilidade de classe II na sua superfície. Algumas células T são específicas para o complexo péptido :MHC. Estas são activadas e começam a segregar citocinas, substâncias que activam os linfócitos T citotóxicos (CTL), as células B secretoras de anticorpos, os macrófagos e outras partículas. Alguns antigénios começam por ser exógenos e, mais tarde, tornam-se endógenos (por exemplo, vírus intracelulares). Os antigénios intracelulares podem ser devolvidos à circulação após a destruição da célula infetada.

Antigénios endógenos

Os antigénios endógenos são gerados no interior das células normais como resultado do metabolismo celular normal ou devido a uma infeção viral ou bacteriana intracelular. Os fragmentos são então apresentados na superfície celular no complexo com moléculas MHC de classe I. Se as células T citotóxicas CD8$^+$ activadas os reconhecerem, as células T segregam várias toxinas que provocam a lise ou a apoptose da célula infetada. Para que as células citotóxicas não matem as células apenas por apresentarem auto-proteínas, as células citotóxicas (células T auto-reactivas) são eliminadas como resultado da tolerância (seleção negativa). Os antigénios endógenos incluem antigénios xenogénicos (heterólogos), autólogos e idiotípicos ou alogénicos (homólogos).

Autoantigénios

Um auto-antigénio é normalmente uma proteína normal ou um complexo proteico (e por vezes ADN ou ARN) que é reconhecido pelo sistema imunitário dos doentes que sofrem de uma doença autoimune específica. Estes antigénios não deveriam ser, em condições normais, o alvo do sistema imunitário, mas as células T que lhes estão associadas não são eliminadas e atacam.

Neoantigénios

Os neoantigénios são aqueles que estão totalmente ausentes do genoma humano normal. Em comparação com os auto-antigénios não mutados, os neoantigénios são importantes para o controlo dos tumores, uma vez que a qualidade do pool de células T disponível para estes antigénios não é afetada pela tolerância central das células T. A tecnologia para analisar sistematicamente a reatividade das células T contra neoantigénios só recentemente ficou disponível.[13]

Antigénios virais

Para os tumores associados a vírus, como o cancro do colo do útero e um subconjunto de cancros da cabeça e do pescoço, os epítopos derivados de quadros de leitura abertos virais contribuem para o conjunto de neoantigénios. [13]

Antigénios tumorais

Os antigénios tumorais são os antigénios que são apresentados por moléculas MHC de classe I ou MHC de classe II na superfície das células tumorais. Os antigénios que se encontram apenas nessas células são designados antigénios específicos do tumor (TSA) e resultam geralmente de uma mutação específica do tumor. Mais comuns são os antigénios apresentados pelas células tumorais e pelas células normais, denominados antigénios associados ao tumor (TAAs). Os linfócitos T citotóxicos que reconhecem estes antigénios podem ser capazes de destruir as células tumorais[13]. Os antigénios tumorais podem aparecer na superfície do tumor sob a forma, por exemplo, de um recetor mutado, caso em que são reconhecidos pelas células B[13]. Nos tumores humanos sem etiologia viral, são criados novos péptidos (neo-epítopos) por alterações do ADN específicas do tumor[13].

Processo

Uma grande fração das mutações tumorais humanas é efetivamente específica do doente. Por conseguinte, os neoantigénios podem também basear-se em genomas tumorais individuais. As tecnologias de sequenciação profunda podem identificar mutações na parte do genoma que codifica as proteínas (o exoma) e prever potenciais neoantigénios. Em modelos de ratinhos, para todas as sequências de proteínas novas, foram previstos potenciais péptidos de ligação ao MHC. O conjunto resultante de potenciais neoantigénios foi utilizado para avaliar a reatividade das células T. As análises baseadas no exoma foram exploradas num contexto clínico, para avaliar a reatividade em doentes tratados com terapia celular com linfócitos infiltrados no tumor (TIL) ou com bloqueio de pontos de controlo. A identificação de neoantigénios foi bem sucedida em vários sistemas de modelos experimentais e em doenças malignas humanas.[13]

A taxa de falsos negativos da sequenciação do exoma do cancro é baixa, ou seja, a maioria dos neoantigénios ocorre na sequência exónica com cobertura suficiente. No entanto, a grande maioria das mutações nos genes expressos não produz neoantigénios que sejam reconhecidos pelas células T autólogas.[13]

A partir de 2015, a resolução da espetroscopia de massa é insuficiente para excluir muitos falsos positivos do conjunto de péptidos que podem ser apresentados pelas moléculas MHC. Em vez disso, são utilizados algoritmos para identificar os candidatos mais prováveis. Estes algoritmos têm em conta factores como a probabilidade de processamento proteasomal, o transporte para o retículo endoplasmático, a afinidade para os alelos relevantes do MHC de classe I e a expressão genética ou os níveis de tradução das proteínas.[13]

A maioria dos neoantigénios humanos identificados em rastreios imparciais apresenta uma elevada afinidade de ligação ao MHC prevista. Os antigénios de histocompatibilidade menor, uma classe de antigénios concetualmente semelhante, também são corretamente identificados pelos algoritmos de ligação ao MHC. Outro filtro potencial examina se se espera que a mutação melhore a ligação ao MHC. A natureza dos resíduos centrais expostos ao TCR dos péptidos ligados ao MHC está associada à imunogenicidade do péptido.[13]

Com base na resposta imunitária

- **Antigénio ou imunogénio completo**

- Possuem propriedades antigénicas denovo, ou seja, são capazes de gerar uma resposta imunitária por si só.

- Peso molecular elevado (superior a 10 000)

- Podem ser proteínas ou polissacáridos

- **Antigénio ou hapteno incompleto**

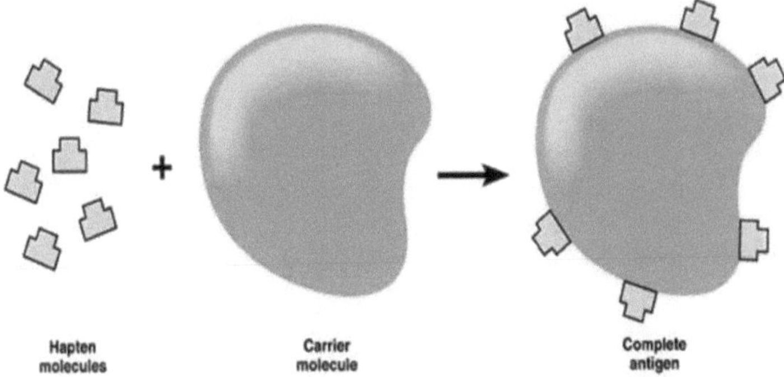

Fig. 1.2: Antigénio ou hapteno incompleto

- Trata-se de substâncias estranhas, geralmente substâncias não proteicas

- Incapazes de induzir uma resposta imunitária por si só, necessitam de uma molécula transportadora para atuar como um antigénio completo (fig. 1.2).

- A molécula transportadora é um componente não antigénico e ajuda a provocar a resposta imunitária. Exemplo: Proteínas séricas, como a albumina ou a globulina.

- Baixo peso molecular (inferior a 10.000)

- Os haptenos podem reagir especificamente com o anticorpo correspondente.

- Exemplos: Polissacárido capsular do pneumococo, polissacárido "C" dos estreptococos beta hemolíticos, antigénios da cardiolipina, etc.

Determinantes da antigenicidade

- A totalidade do antigénio não provoca uma resposta imunitária e apenas uma pequena parte induz uma resposta das células B e T.

- A pequena área de agrupamento químico na molécula de antigénio que determina a resposta imunitária específica e reage especificamente com o anticorpo é designada por ***determinante antigénico***.

Natureza química dos antigénios (imunogénios)

A. Proteínas

A grande maioria dos imunogénios são proteínas. Estas podem ser proteínas puras ou podem ser glicoproteínas ou lipoproteínas. Em geral, as proteínas são muito bons imunogénios.

B. Polissacáridos

Os polissacáridos puros e os lipopolissacáridos são bons imunogénios.

C. Ácidos nucleicos

Os ácidos nucleicos são geralmente pouco imunogénicos. No entanto, podem tornar-se imunogénicos quando são de cadeia simples ou quando estão complexados com proteínas.

D. Lípidos

Em geral, os lípidos não são imunogénicos, embora possam ser haptenos.

Natividade

Um antigénio nativo é um antigénio que ainda não foi processado por uma APC em partes mais pequenas. As células T não se podem ligar a antigénios nativos, mas necessitam que estes sejam processados por APCs, enquanto as células B podem ser activadas por antigénios nativos.

Especificidade antigénica

A especificidade antigénica é a capacidade das células hospedeiras de reconhecerem um antigénio especificamente como uma entidade molecular única e de o distinguirem de outro com uma precisão requintada. A especificidade antigénica deve-se principalmente às conformações das cadeias laterais do antigénio. É mensurável e não necessita de ser linear ou de um passo ou equação de taxa limitada.[14]

Propriedade dos antigénios/ Factores que influenciam a imunogenicidade

A imunogenicidade é determinada por:

1. Estrangeirismo

- Um antigénio deve ser uma substância estranha ao animal para provocar uma resposta imunitária.

2. Tamanho molecular

- Os imunogénios mais activos tendem a ter uma massa molecular de 14.000 a 6.00.000 Da.

- Exemplos: o toxoide do tétano, a albumina do ovo e a tiroglobulina são altamente antigénicos.

- A insulina (5700) não é antigénica ou é fracamente antigénica.

3. Natureza química e composição

- Em geral, quanto mais complexa for a substância do ponto de vista químico, mais imunogénica será.

- Os antigénios são principalmente proteínas e alguns são polissacáridos.

- Presume-se que a presença de um radical aromático é essencial para a rigidez e a antigenicidade de uma substância.

4. Forma física

- Em geral, os antigénios particulados são mais imunogénicos do que os solúveis.

- Os antigénios desnaturados são mais imunogénicos do que a forma nativa.

5. Especificidade do antigénio

- A especificidade dos antigénios depende dos locais activos específicos nas moléculas antigénicas (determinantes antigénicos).

- Os determinantes antigénicos ou epítopos são as regiões do antigénio que se ligam especificamente à molécula de anticorpo.

6. Especificidade das espécies

- Os tecidos de todos os indivíduos de uma determinada espécie possuem um antigénio específico da espécie.

- As proteínas do sangue humano podem ser diferenciadas das proteínas animais através de uma reação específica antigénio-anticorpo.

7. Especificidade de órgão

- Os antigénios específicos de órgãos estão confinados a um determinado órgão ou tecido.

- Certas proteínas do cérebro, do rim, da tiroglobulina e do cristalino de uma espécie partilham especificidades com as de outra espécie.

8. Auto-especificidade

- Os antigénios autólogos ou próprios não são normalmente imunogénicos, mas em determinadas circunstâncias a proteína do cristalino, a tiroglobulina e outros podem atuar como *autoantigénios.*

9. Factores genéticos

• Algumas substâncias são imunogénicas numa espécie, mas não noutra, do mesmo modo que algumas substâncias são imunogénicas num indivíduo, mas não noutros (ou seja, respondedores e não respondedores).

• As espécies ou indivíduos podem não ter ou ter genes alterados que codificam os receptores de antigénio nas células B e nas células T.

• Podem não ter os genes adequados necessários para que a APC apresente o antigénio às células T auxiliares.

10. Idade

• A idade também pode influenciar a imunogenicidade.

• Normalmente, os muito jovens e os muito idosos têm uma capacidade diminuída de provocar uma resposta imunitária em resposta a um imunogénio.

11. Degradabilidade

• Os antigénios que são facilmente fagocitados são geralmente mais imunogénicos.

• Isto porque, para a maioria dos antigénios (antigénios dependentes de T), o desenvolvimento de uma resposta imunitária requer que o antigénio seja fagocitado, processado e apresentado às células T auxiliares por uma célula apresentadora de antigénios (APC).

12. Dose do antigénio

• A dose de administração de um imunogénio pode influenciar a sua imunogenicidade.

• Existe uma dose de antigénio acima ou abaixo da qual a resposta imunitária não será óptima.

13. Via de administração

• Geralmente, a via subcutânea é melhor do que as vias intravenosa ou intragástrica.

• A via de administração do antigénio também pode alterar a natureza da resposta.

• O antigénio administrado por via intravenosa é transportado primeiro para o baço, enquanto o antigénio administrado por via subcutânea se desloca primeiro para os gânglios linfáticos locais.

14. Adjuvantes

• As substâncias que podem melhorar a resposta imunitária a um imunogénio são designadas adjuvantes.

• No entanto, a utilização de adjuvantes é frequentemente dificultada por efeitos secundários indesejáveis, como febre e inflamação.

• Exemplo: hidróxido de alumínio.

Superantigénios

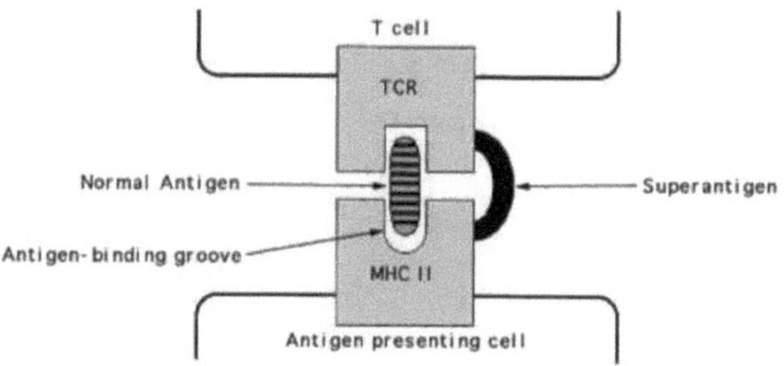

Fig. 1.3: Superantigénio

• Quando o sistema imunitário encontra um antigénio convencional dependente de T, apenas uma pequena fração (1 em 104 -105) da população de células T é capaz de reconhecer o antigénio e ser activada (resposta monoclonal/oligoclonal).

• No entanto, existem alguns antigénios que activam policlonalmente uma grande fração das células T (até 25%). Estes antigénios são designados superantigénios (fig. 1.3).

• Exemplos de superantigénios incluem: Enterotoxinas estafilocócicas (intoxicação alimentar), toxina de choque tóxico estafilocócica (síndrome do choque tóxico), toxinas esfoliantes estafilocócicas (síndrome da pele escaldada) e exotoxinas pirogénicas estreptocócicas (choque).

- Embora os superantigénios bacterianos sejam os mais bem estudados, existem também superantigénios associados a vírus e a outros microrganismos.

- As doenças associadas à exposição a superantigénios devem-se, em parte, à hiperactivação do sistema imunitário e à subsequente libertação de citocinas biologicamente activas pelas células T activadas.

Capítulo 2

Antigénios dos grupos sanguíneos

Um **tipo sanguíneo** (também chamado **grupo sanguíneo**) é uma classificação do sangue baseada na presença e ausência de anticorpos e também na presença ou ausência de substâncias antigénicas herdadas na superfície das hemácias (fig. 2.1). Estes antigénios podem ser proteínas, hidratos de carbono, glicoproteínas ou glicolípidos, dependendo do sistema de grupo sanguíneo. Alguns desses antigénios estão também presentes na superfície de outros tipos de células de vários tecidos. Vários destes antigénios de superfície dos glóbulos vermelhos podem derivar de um alelo (ou de uma versão alternativa de um gene) e formam coletivamente um sistema de grupo sanguíneo. [1] Os tipos sanguíneos são herdados e representam contribuições de ambos os progenitores. A Sociedade Internacional de Transfusão de Sangue (ISBT) reconhece atualmente um total de 35 sistemas de grupos sanguíneos humanos[2]]. Os dois mais importantes são o ABO e o antigénio RhD, que determinam o tipo de sangue de uma pessoa (A, B, AB e O, com +, - ou Nulo a indicar o estado RhD).

Muitas mulheres grávidas carregam um feto com um tipo de sangue diferente do seu, o que não constitui um problema. O que pode ser importante é se o bebé é RhD positivo ou negativo. Mães com RhD- e que carregam um bebé RhD+ podem formar anticorpos contra as hemácias do feto. Algumas vezes, esses anticorpos maternos são IgG, uma imunoglobulina pequena, que pode atravessar a placenta e causar hemólise das hemácias fetais, o que pode levar a uma doença hemolítica do recém-nascido chamada eritroblastose fetal, uma doença de baixa contagem sanguínea fetal que varia de leve a grave. Às vezes, a doença é letal para o feto. Nesses casos, é chamada hidropisia fetal.[3]

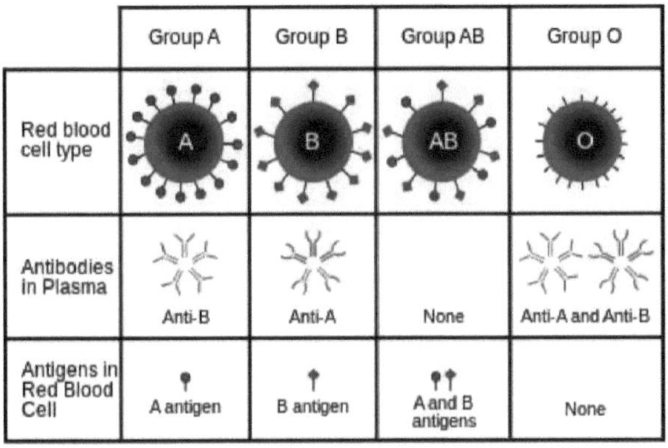

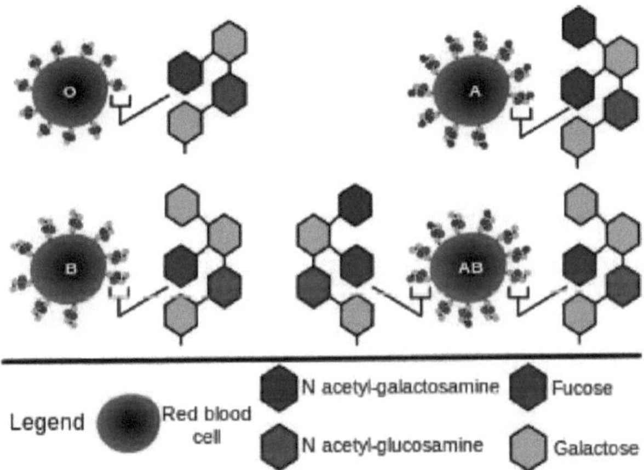

Fig. 2.1: Grupo sanguíneo[4][5]

Sistema de grupos sanguíneos ABO

Fig. 2.2: Sistema de grupos sanguíneos ABO: diagrama que mostra as cadeias de hidratos de carbono que determinam o grupo sanguíneo ABO[6]

O sistema ABO é o sistema de grupos sanguíneos mais importante na transfusão de sangue humano (fig. 2.2)[7][8] . Os anticorpos anti-A e anti-B associados são normalmente anticorpos de *imunoglobulina M,* abreviadamente IgM,[9][10] . Os anticorpos ABO IgM são produzidos nos primeiros anos de vida por sensibilização a substâncias ambientais, como alimentos, bactérias e vírus[11][12] . A **terminologia original** utilizada pelo Dr. Karl Landsteiner em 1901 para a classificação é A/B/C; em publicações posteriores, "C" tornou-se "O".[13] O "O" é frequentemente designado por *0 (zero,* ou *nulo)* noutras línguas. O Ministério Federal da Saúde austríaco afirma que a **terminologia original** utilizada pelo Dr. Karl Landsteiner em 1901 para a classificação é 0(Zero)/A/B/AB e que, em publicações posteriores, "0" passou a "O" na maioria dos países de língua inglesa (quadro 2.1).[13][14]

Fenótipo	Genótipo
A	AA ou AO
B	BB ou BO
AB	AB
O	OO

Tabela 2.1: Genótipo do grupo sanguíneo ABO

Sistema de grupos sanguíneos Rh

O sistema Rh (Rh significa *Rhesus)* é o segundo sistema de grupo sanguíneo mais importante na transfusão de sangue humano, com atualmente 50 antigénios. O antigénio Rh mais significativo é o antigénio D, porque é o mais suscetível de provocar uma resposta do sistema imunitário dos cinco antigénios Rh principais. É comum que os indivíduos D-negativos não tenham quaisquer anticorpos anti-D IgG ou IgM, porque os anticorpos anti-D não são normalmente produzidos por sensibilização contra substâncias ambientais. Entretanto, indivíduos D-negativos podem produzir anticorpos IgG anti-D após um evento sensibilizador: possivelmente uma transfusão feto-materna de sangue de um feto na gravidez ou, ocasionalmente, uma transfusão de sangue com hemácias D positivas.[15] Nesses casos, pode ocorrer doença Rh.[16] Os tipos sanguíneos Rh negativos são muito menos comuns na população asiática (0,3%) do que na branca (15%).[17] A presença ou ausência do antigénio Rh (D) é assinalada com o sinal + ou -, pelo que, por exemplo, o grupo A- é ABO tipo A e não tem o antigénio Rh (D).

Distribuição ABO e Rh por país

Tal como acontece com muitas outras características genéticas, a distribuição dos grupos sanguíneos ABO e Rh varia significativamente entre populações.

Outros sistemas de grupos sanguíneos

Foram identificados 33 sistemas de grupos sanguíneos, incluindo os sistemas ABO e Rh.[18] Assim, para além dos antigénios ABO e Rh, muitos outros antigénios são expressos na membrana da superfície das hemácias. Por exemplo, um indivíduo pode ser AB, D positivo, e ao mesmo tempo M e N positivo (sistema MNS), K positivo (sistema Kell), Le^a ou Le^b negativo (sistema Lewis), e assim por diante, sendo positivo ou negativo para cada antigénio do sistema de grupo sanguíneo. Muitos dos sistemas de grupos sanguíneos receberam o nome dos doentes nos quais os anticorpos correspondentes foram inicialmente encontrados.

Significado clínico

Transfusão de sangue

A medicina transfusional é um ramo especializado da hematologia que se ocupa do estudo dos grupos sanguíneos, juntamente com o trabalho de um banco de sangue para fornecer um serviço de transfusão de sangue e outros produtos sanguíneos. Em todo o mundo, os produtos sanguíneos devem ser prescritos por um médico (médico licenciado ou cirurgião) de forma semelhante aos medicamentos.

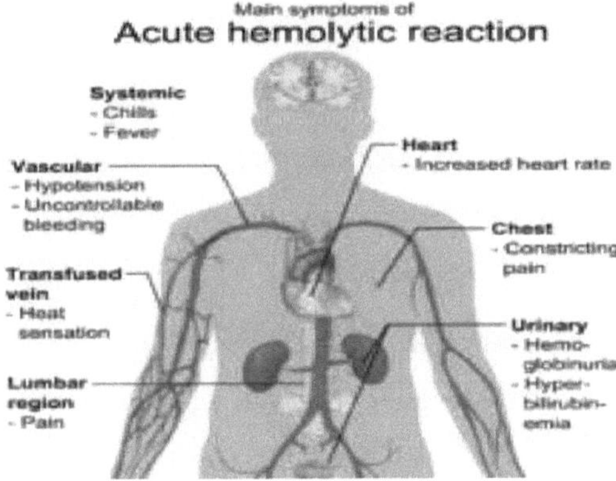

Fig. 2.3: Principais sintomas de reação hemolítica aguda devido a incompatibilidade de tipos sanguíneos.[19][20]

Grande parte do trabalho de rotina de um banco de sangue envolve a análise do sangue de dadores e receptores para garantir que cada recetor recebe sangue compatível e tão seguro quanto possível. Se uma unidade de sangue incompatível for transfundida entre um dador e um recetor, é provável que ocorra uma reação hemolítica aguda grave (fig. 2.3) com hemólise (destruição de hemácias), insuficiência renal e choque, e a morte é uma possibilidade. Os anticorpos podem ser altamente ativos e atacar as hemácias e se ligar a componentes do sistema complemento, causando hemólise maciça do sangue transfundido.

Idealmente, os doentes devem receber o seu próprio sangue ou produtos sanguíneos de tipo específico para minimizar a possibilidade de uma reação transfusional. Os riscos podem ser ainda mais reduzidos através da compatibilidade cruzada do sangue, mas esta pode ser omitida quando o sangue é necessário numa emergência. A compatibilidade cruzada consiste em misturar uma amostra de soro do recetor com uma amostra de glóbulos vermelhos do dador e verificar se a mistura *se aglutina* ou forma grumos. Se a aglutinação não for óbvia por visão direta, os técnicos dos bancos de sangue normalmente verificam a aglutinação com um microscópio. Se ocorrer aglutinação, o sangue desse dador específico não pode ser transfundido para esse recetor específico. Num banco de sangue é vital que todas as amostras de sangue sejam corretamente identificadas, pelo que a rotulagem foi padronizada utilizando um sistema de código de barras conhecido como ISBT 128.

O grupo sanguíneo pode ser incluído em etiquetas de identificação ou em tatuagens usadas pelos militares, para o caso de necessitarem de uma transfusão de sangue de emergência. As Waffen-SS alemãs da linha da frente tinham tatuagens de grupos sanguíneos durante a Segunda Guerra Mundial.

Os tipos de sangue raros podem causar problemas de abastecimento aos bancos de sangue e aos hospitais. Por exemplo, o sangue Duffy-negativo ocorre muito mais frequentemente em pessoas de origem africana,[21] e a raridade deste tipo de sangue no resto da população pode resultar numa escassez de sangue Duffy-negativo para estes doentes. Do mesmo modo, para as pessoas RhD negativas, existe um risco associado às viagens para partes do mundo onde as reservas de sangue RhD negativo são raras, em especial para a Ásia Oriental, onde os serviços de sangue podem tentar encorajar os ocidentais a doar sangue.[22]

Doença hemolítica do recém-nascido (HDN

Uma mulher grávida pode produzir anticorpos IgG de grupo sanguíneo se o seu feto tiver um antigénio de grupo sanguíneo que ela não tem. Isto pode acontecer se algumas das células sanguíneas do feto passarem para a circulação sanguínea da mãe (por exemplo, uma pequena hemorragia fetomaterna aquando do parto ou de uma intervenção obstétrica) ou, por vezes, após uma transfusão de sangue terapêutica. Isto pode causar a doença Rh ou outras formas de doença hemolítica do recém-nascido (HDN) na gravidez atual e/ou em gravidezes subsequentes. Se se sabe que uma mulher grávida tem anticorpos anti-D, o tipo de sangue Rh do feto pode ser testado através da análise do ADN fetal no plasma materno para avaliar o risco de doença Rh para o feto.[23] Um dos maiores avanços da medicina do século XX foi a prevenção desta doença, impedindo a formação de anticorpos anti-D pelas mães D negativas com um medicamento injetável chamado imunoglobulina Rho(D).[24][25] Os anticorpos associados a alguns grupos sanguíneos podem causar HDN grave, outros podem causar apenas HDN ligeira e outros não se sabe se causam HDN.[3]

Produtos sanguíneos

Para obter o máximo benefício de cada dádiva de sangue e prolongar o prazo de validade, os bancos de sangue fraccionam algum sangue total em vários produtos. Os produtos mais comuns são concentrado de hemácias, plasma, plaquetas, crioprecipitado e plasma fresco congelado (PFC). O PFC é congelado rapidamente para reter os factores de coagulação lábeis V e VIII, que são normalmente administrados a doentes com problemas de coagulação potencialmente fatais causados por doenças como doença hepática avançada, sobredosagem de anticoagulantes ou coagulação intravascular disseminada (CID).

As unidades de concentrado de glóbulos vermelhos são fabricadas retirando a maior quantidade possível de plasma das unidades de sangue total.

Os factores de coagulação sintetizados por métodos recombinantes modernos são agora utilizados na rotina clínica para a hemofilia, uma vez que são evitados os riscos de transmissão de infecções que ocorrem com os produtos sanguíneos agrupados.

Compatibilidade dos glóbulos vermelhos

• Os indivíduos **do grupo sanguíneo AB** têm antigénios A e B na superfície das suas hemácias e o seu plasma sanguíneo não contém anticorpos contra o antigénio A ou B. Por isso, um indivíduo com sangue do tipo AB pode receber sangue de qualquer grupo (sendo preferível o AB), mas não pode doar sangue a outro grupo que não o AB. São conhecidos como receptores universais (fig. 2.4).

• Os indivíduos **do grupo sanguíneo A** têm o antigénio A na superfície das suas hemácias, e o soro sanguíneo contém anticorpos IgM contra o antigénio B. Por conseguinte, um indivíduo do grupo A só pode receber sangue de indivíduos dos grupos A ou O (sendo preferível o A) e pode doar sangue a indivíduos do tipo A ou AB.

• Os indivíduos **do grupo sanguíneo B** têm o antigénio B na superfície das suas hemácias, e o soro sanguíneo contém anticorpos IgM contra o antigénio A. Por conseguinte, um indivíduo do grupo B só pode receber sangue de indivíduos dos grupos B ou O (sendo preferível o B) e pode doar sangue a indivíduos do tipo B ou AB.

• Os indivíduos **do grupo sanguíneo O** (ou grupo sanguíneo zero em alguns países) não têm antigénios A ou B na superfície das suas hemácias e o seu soro sanguíneo contém anticorpos IgM anti-A e anti-B. Por isso, um indivíduo do grupo O só pode receber sangue de um indivíduo do grupo O, mas pode doar sangue a indivíduos de qualquer grupo sanguíneo ABO (ou seja, A, B, O ou AB). Se um doente numa situação hospitalar necessitar de uma transfusão de sangue numa emergência, e se o tempo necessário para processar o sangue do recetor causar um atraso prejudicial, pode ser emitido sangue O negativo. Uma vez que é compatível com qualquer pessoa, o sangue O negativo é frequentemente utilizado em excesso e, consequentemente, está sempre em falta.[26] De acordo com a American Association of Blood Banks e o British Chief Medical Officer's National Blood Transfusion Committee, a utilização de glóbulos vermelhos do grupo O RhD negativo deve ser limitada a pessoas com sangue O negativo, a mulheres que possam estar grávidas e a casos de emergência em que a análise do grupo sanguíneo seja verdadeiramente impraticável.[26]

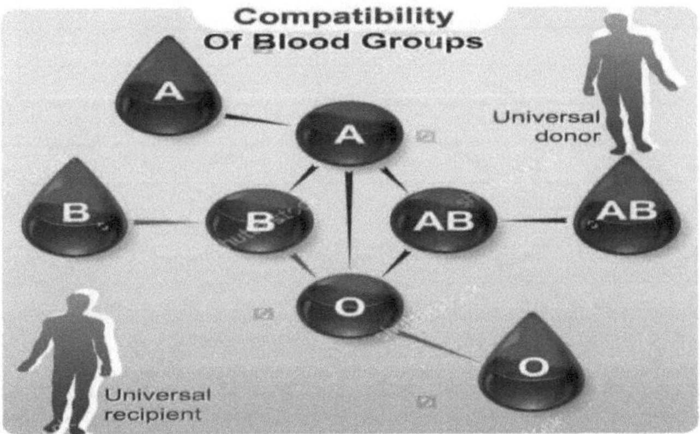

Fig. 2.4: Compatibilidade dos grupos sanguíneos

Um doente Rh D-negativo que não tenha anticorpos anti-D (nunca foi sensibilizado anteriormente a hemácias D-positivas) pode receber uma transfusão de sangue D-positivo uma vez, mas isso causaria sensibilização ao antigénio D, e uma doente do sexo feminino ficaria em risco de doença hemolítica do recém-nascido. Se um doente D-negativo tiver desenvolvido anticorpos anti-D, uma exposição subsequente a sangue D-positivo levaria a uma reação transfusional potencialmente perigosa. O sangue Rh D-positivo nunca deve ser administrado a mulheres D-negativas em idade fértil ou a doentes com anticorpos D, pelo que os bancos de sangue devem conservar sangue Rh-negativo para estes doentes. Em circunstâncias extremas, como numa hemorragia grave, quando as reservas de unidades de sangue D-negativo são muito reduzidas no banco de sangue, o sangue D-positivo pode ser administrado a mulheres D-negativas acima da idade fértil ou a homens Rh-negativos, desde que não tenham anticorpos anti-D, para conservar as reservas de sangue D-negativo no banco de sangue. O inverso não é verdadeiro; os doentes Rh D-positivos não reagem ao sangue D-negativo.

Esta mesma correspondência é feita para outros antigénios do sistema Rh como C, c, E e e para outros sistemas de grupos sanguíneos com um risco conhecido de imunização, como o sistema Kell, em particular para mulheres em idade fértil ou doentes com necessidade conhecida de muitas transfusões.

Compatibilidade com o plasma

Blood type	Red blood cell	Plasma
A	A antigen	Anti-B antibodies
B	B antigen	Anti-A antibodies
AB	A and B antigens	Neither anti-A nor anti-B antibodies
O	Neither A nor B antigens	Both anti-A and anti-B antibodies

Patient blood type	Compatible red cell donors	Compatible plasma donors
A	A, O	A, AB
B	B, O	B, AB
AB	AB, A, B, O	AB
O	O	O, A, B, AB

Fig. 2.5: Tabela de compatibilidade do plasma

Para além da dádiva para o mesmo grupo sanguíneo, o plasma do tipo AB pode ser administrado a A, B e O; o plasma dos tipos A, B e AB pode ser administrado a O.

A compatibilidade do plasma sanguíneo é o inverso da compatibilidade dos glóbulos vermelhos[29] O plasma do tipo AB não transporta anticorpos anti-A nem anti-B e pode ser transfundido em indivíduos de qualquer grupo sanguíneo; mas os doentes do tipo AB só podem receber plasma do tipo AB. O tipo O transporta ambos os anticorpos, pelo que os indivíduos do grupo sanguíneo O podem receber plasma de qualquer grupo sanguíneo, mas o plasma do tipo O só pode ser utilizado por receptores do tipo O (fig. 2.5).

Os anticorpos Rh D são pouco frequentes, pelo que, geralmente, nem o sangue D negativo nem o D positivo contêm anticorpos anti-D. Se se verificar que um potencial dador tem anticorpos anti-D ou qualquer outro anticorpo atípico forte do grupo sanguíneo através da despistagem de anticorpos no banco de sangue, não será aceite como dador (ou, em alguns bancos de sangue, o sangue será colhido, mas o produto terá de ser adequadamente rotulado); Por conseguinte, o plasma sanguíneo de um dador emitido por um banco de sangue pode ser selecionado para estar isento de anticorpos D e de outros anticorpos atípicos, e esse plasma de um dador emitido por um banco de sangue seria adequado para um recetor que pode ser D positivo ou D negativo, desde que o plasma sanguíneo e o recetor sejam ABO compatíveis.

Os antigénios dos grupos sanguíneos são marcadores de superfície na membrana dos glóbulos vermelhos

Antes de 1900, pensava-se que todo o sangue era igual, um mal-entendido que levou a transfusões frequentemente fatais de sangue animal em seres humanos e a transfusões perigosas de sangue entre pessoas. O sangue humano não é o mesmo - as pessoas pertencem a grupos sanguíneos diferentes, consoante os marcadores de superfície encontrados nos glóbulos vermelhos. As células que constituem os tecidos e os órgãos do corpo estão cobertas por marcadores de superfície, ou antigénios. Os glóbulos vermelhos não são diferentes. Este capítulo descreve os tipos de antigénios dos glóbulos vermelhos e explica porque são tão importantes na medicina atual.

Os antigénios estimulam uma resposta imunitária

Um antigénio é qualquer substância à qual o sistema imunitário pode responder. Por exemplo, os componentes da parede celular bacteriana podem desencadear ataques graves e imediatos por parte dos neutrófilos.

Se o sistema imunitário encontrar um antigénio que não se encontra nas células do próprio corpo, lançará um ataque contra esse antigénio. Por outro lado, os antigénios que se encontram nas células do próprio corpo são conhecidos como "auto-antigénios", e o sistema imunitário normalmente não os ataca.

A membrana de cada glóbulo vermelho contém milhões de antigénios que são ignorados pelo sistema imunitário. No entanto, quando os doentes recebem transfusões de sangue, os seus sistemas imunitários atacarão quaisquer glóbulos vermelhos do dador que contenham antigénios diferentes dos seus próprios antigénios. Por isso, é essencial garantir que os antigénios dos glóbulos vermelhos transfundidos correspondem aos dos glóbulos vermelhos do doente para uma transfusão de sangue segura.

Os antigénios dos glóbulos vermelhos podem ser açúcares ou proteínas

Os antigénios dos grupos sanguíneos são açúcares ou proteínas e estão ligados a vários componentes da membrana dos glóbulos vermelhos.

Por exemplo, os antigénios do grupo sanguíneo ABO são açúcares. São produzidos por uma série de reacções em que as enzimas catalisam a transferência de unidades de açúcar. O ADN de uma pessoa determina o tipo de enzimas que tem e, por conseguinte, o tipo de antigénios de açúcar que acabam nos seus glóbulos vermelhos.

Em contraste, os antigénios do grupo sanguíneo Rh são proteínas. O ADN de uma pessoa contém a informação para produzir os antigénios proteicos. O gene RhD codifica o antigénio D, que é uma proteína grande na membrana dos glóbulos vermelhos. Algumas pessoas têm uma versão do gene que não produz o antigénio D e, por isso, a proteína RhD não está presente nos seus glóbulos vermelhos.

A figura (2.6) abaixo mostra a membrana dos glóbulos vermelhos e alguns dos antigénios dos grupos sanguíneos ligados a ela. Para além dos antigénios de açúcar (glicanos ou hidratos de carbono), a membrana dos glóbulos vermelhos contém três tipos de proteínas que transportam antigénios de grupos sanguíneos: proteínas de passagem única, proteínas de passagem múltipla e proteínas ligadas ao glicosilfosfatidilinositol (GPI). Clique nos grupos sanguíneos para saber mais sobre os antigénios que os definem.

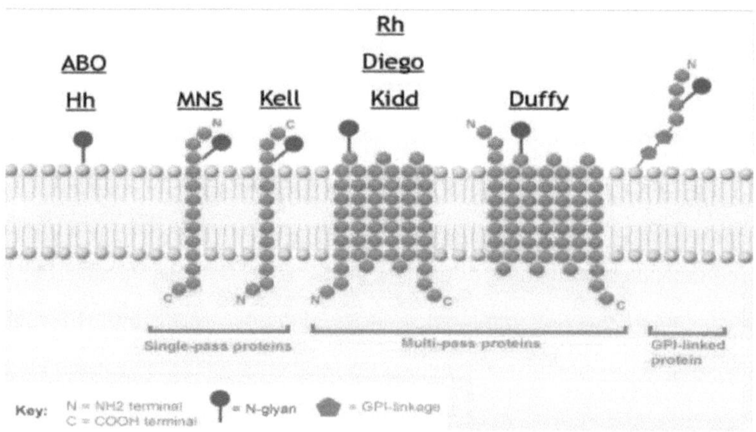

Fig. 2.6: Antigénios dos glóbulos vermelhos

Os antigénios dos glóbulos vermelhos determinam o seu grupo sanguíneo

Os antigénios expressos nos glóbulos vermelhos determinam o grupo sanguíneo de um indivíduo. Os dois principais grupos sanguíneos são denominados ABO (com os tipos sanguíneos A, B, AB e O) e Rh (com os tipos sanguíneos Rh D-positivo ou Rh D-negativo).

As funções de muitos dos antigénios dos grupos sanguíneos não são conhecidas e, se estiverem ausentes da membrana dos glóbulos vermelhos, não há qualquer efeito nocivo.

Isto sugere que, se os antigénios dos grupos sanguíneos costumavam ter uma função, por exemplo, um antigénio de um determinado grupo sanguíneo tornava os glóbulos vermelhos mais resistentes à invasão de um parasita, essa função já não é relevante hoje em dia.

Mas a presença ou ausência de antigénios dos glóbulos vermelhos torna-se extremamente importante quando o sangue de pessoas diferentes se mistura, por exemplo, quando um doente recebe uma transfusão de sangue de um banco de sangue. Isto também acontece quando uma mãe engravida porque, durante o parto, uma pequena quantidade de sangue fetal entra na sua circulação. Nestas circunstâncias, a exposição a antigénios estranhos nos glóbulos vermelhos pode desencadear reacções imunitárias.

Não é possível eliminar completamente o perigo de reacções adversas quando o sangue de duas pessoas se mistura, mas o perigo pode ser minimizado. Antes de se efetuar uma transfusão de sangue, o sangue a ser doado deve ser "tipado e cruzado" com o sangue do doente para garantir a compatibilidade imunitária. Durante a gravidez, o risco de o sistema imunitário da mãe atacar os antigénios estranhos presentes nos glóbulos vermelhos do feto é evitado dando à mãe anticorpos para cobrir os antigénios dos glóbulos vermelhos do feto e removendo-os da circulação da mãe antes que as suas células imunitárias os encontrem.

Os grupos sanguíneos diferem em todo o mundo

A distribuição dos quatro tipos sanguíneos ABO, A, B, AB e O, varia nas populações de todo o mundo. É determinada pela frequência dos três alelos do gene ABO nas diferentes populações. O tipo sanguíneo O é o mais comum em todo o mundo, seguido pelo grupo A. O grupo B é menos comum e o grupo AB é o menos comum.

As frequências dos tipos ABO e Rh nos Estados Unidos foram recentemente examinadas através da recolha de dados de dadores de sangue durante um período de 10 anos [30]. A figura (2.7) abaixo resume os resultados relativos ao tipo de sangue e à raça:

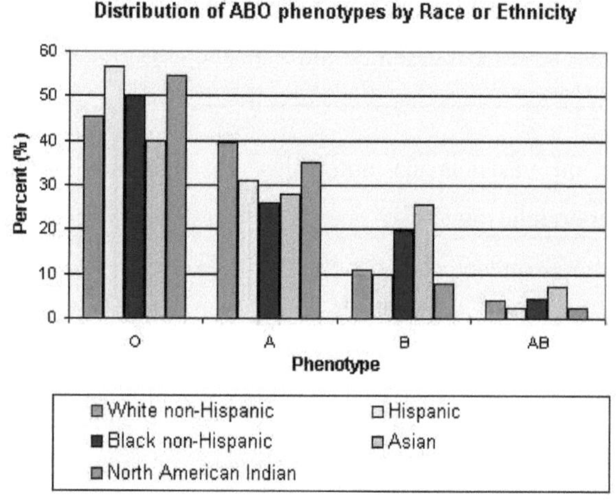

Fig. 2.7: Distribuição dos fenótipos ABO por raça e etnia

A percentagem mais elevada de tipo O (57%) foi encontrada em dadores hispânicos (um grupo que inclui dadores de ascendência mexicana, porto-riquenha e cubana). A percentagem seguinte mais elevada de tipo O foi encontrada em dadores índios norte-americanos (55%) e negros (50%).

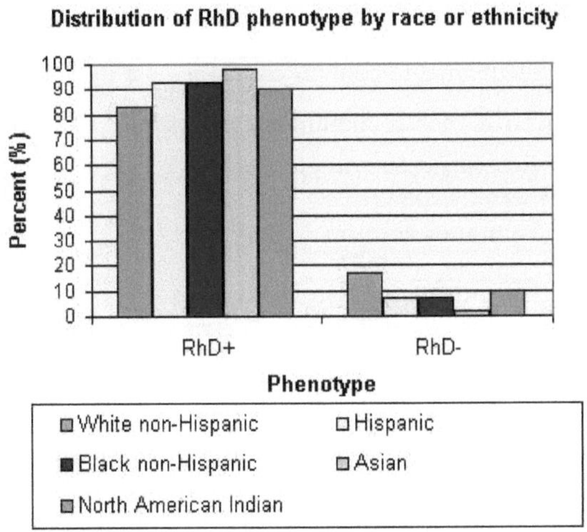

Fig. 2.8: Distribuição do fenótipo RhD por raça e etnia

Em todos os dadores, o tipo de sangue Rh D-positivo (RhD+) foi mais comum do que o tipo de sangue Rh D-negativo (RhD-) (fig. 2.8). A percentagem mais elevada de RhD- foi encontrada em dadores brancos (17,3%).

Tipo de sangue O: as Américas

Diz-se que as pessoas com o tipo de sangue O são "dadores universais" porque o seu sangue é compatível com todos os tipos de sangue ABO. É também o tipo de sangue mais comum em populações de todo o mundo, incluindo os EUA[30] e a Europa Ocidental[31,32] . Entre as populações indígenas da América Central e do Sul, a frequência do tipo sanguíneo O é extremamente elevada, aproximando-se dos 100%. Também é elevada entre os aborígenes australianos.

Tipo de sangue A: Europa Central e Oriental

O tipo A é comum na Europa Central e de Leste. Em países como a Áustria, Dinamarca, Noruega e Suíça, cerca de 45-50% da população tem este tipo de sangue, enquanto que cerca de 40% dos polacos e ucranianos o têm. As frequências mais elevadas encontram-se em populações pequenas e não aparentadas. Por exemplo, cerca de 80% dos índios Blackfoot de Montana têm o tipo sanguíneo A.

Tipo de sangue B: Ásia

O tipo sanguíneo B é relativamente comum em chineses e indianos, estando presente em até 25% da população. É menos comum nos países europeus e nos americanos de origem europeia, encontrando-se em cerca de 10% destas populações.

O tipo de sangue AB é o menos comum

Os indivíduos do tipo sanguíneo AB são conhecidos como "receptores universais" porque podem receber sangue de qualquer tipo ABO.

É também o mais raro dos grupos sanguíneos. É mais comum no Japão, em regiões da China e em coreanos, estando presente em cerca de 10% destas populações.

A classificação dos antigénios das células sanguíneas

Tradicionalmente, os antigénios dos glóbulos vermelhos recentemente descobertos eram designados por ordem alfabética (por exemplo, ABO, MNS, P) ou eram designados pela primeira pessoa que produziu anticorpos contra eles (por exemplo, Duffy, Diego). Em 1980, o grupo de trabalho da Sociedade Internacional de Transfusão de Sangue (ISBT) sobre a terminologia dos antigénios da superfície dos glóbulos vermelhos foi formado para criar uma norma para a terminologia dos grupos sanguíneos. Segundo esta terminologia, cada antigénio de grupo sanguíneo tem um número e pertence a um sistema de grupo sanguíneo, a uma coleção ou a uma série [33].

Grupos sanguíneos

Um sistema de grupo sanguíneo contém antigénios controlados por um único gene (ou por múltiplos loci estreitamente ligados), e o sistema é geneticamente distinto. Atualmente, existem 22 sistemas de grupos sanguíneos, incluindo os grupos sanguíneos ABO, Rh e Kell, que contêm antigénios que podem provocar as reacções transfusionais mais graves.

A ISBT atribui a cada antigénio de grupo sanguíneo um número de seis dígitos. Os primeiros três dígitos representam o grupo sanguíneo (por exemplo, ABO é 001, Rh é 004), e os últimos três identificam o antigénio pela ordem em que foi descoberto. Por exemplo, para ABO, o antigénio A foi o primeiro a ser descoberto e tem o número 001.001, enquanto o antigénio B foi o seguinte e é designado 001.002.

Capítulo 3

Reação antigénio-anticorpo

A interação antigénio-anticorpo, ou **reação antigénio-anticorpo**, é uma interação química específica entre os anticorpos produzidos pelas células B dos glóbulos brancos e os antigénios durante a reação imunitária. É a reação fundamental do organismo através da qual o corpo se protege de moléculas estranhas complexas, como os agentes patogénicos e as suas toxinas químicas. No sangue, os antigénios são especificamente e com elevada afinidade ligados por anticorpos para formar um complexo antigénio-anticorpo. O complexo imunitário é então transportado para os sistemas celulares onde pode ser destruído ou desativado.

A primeira descrição correcta da reação antigénio-anticorpo foi dada por Richard J. Goldberg na Universidade de Wisconsin em 1952.[1][2] Ficou conhecida como a "teoria de Goldberg" (da reação antigénio-anticorpo).[3]

Existem vários tipos de anticorpos e antigénios, e cada anticorpo é capaz de se ligar apenas a um antigénio específico. A especificidade da ligação deve-se à constituição química específica de cada anticorpo. O determinante antigénico ou epítopo é reconhecido pelo parátopo do anticorpo, situado na região variável da cadeia polipeptídica. A região variável, por sua vez, tem regiões hipervariáveis que são sequências de aminoácidos únicas em cada anticorpo. Os antigénios ligam-se aos anticorpos através de interacções fracas e não covalentes, como as interacções electrostáticas, as ligações de hidrogénio, as forças de Van der Waals e as interacções hidrofóbicas.[4] Os princípios da especificidade e da reatividade cruzada da interação antigénio-anticorpo são úteis no laboratório clínico para fins de diagnóstico. Uma aplicação básica é a determinação do grupo sanguíneo ABO. É também utilizada como técnica molecular para detetar infecções por diferentes agentes patogénicos, como o VIH, micróbios e parasitas helmínticos.

Estrutura do anticorpo

Num anticorpo, a região Fab (fragmento, ligação ao antigénio) é formada a partir da extremidade amino-terminal das cadeias leve e pesada do polipéptido da imunoglobulina. Esta região, denominada domínio V (variável), é composta por sequências de aminoácidos que definem cada tipo de anticorpo e a sua afinidade de ligação a um antigénio. A sequência combinada da cadeia leve variável (V_L) e da cadeia pesada variável (V_H) cria três regiões hipervariáveis (HV1, HV2 e HV3). Em V_L , estas regiões vão aproximadamente dos resíduos 28 a 35, de 49 a 59 e de 92 a 103, respetivamente. A HV3 é a parte mais variável. Assim, estas regiões constituem o paratopo, o local de ligação do antigénio. O resto da região V entre as regiões hipervariáveis são chamadas regiões de enquadramento. Cada domínio V tem quatro domínios de enquadramento, nomeadamente FR1, FR2, FR3 e FR4.[4][5]

Propriedades

Base química da interação antigénio-anticorpo

Os anticorpos ligam-se aos antigénios através de interacções químicas fracas e a ligação é essencialmente não covalente. Sabe-se que estão envolvidas interacções electrostáticas, ligações de hidrogénio, forças de van der Waals e interacções hidrofóbicas, dependendo dos locais de interação.[6][7]

Afinidade da interação

O antigénio e o anticorpo interagem através de uma ligação de elevada afinidade, tal como uma fechadura e uma chave.[8] Existe um equilíbrio dinâmico para a ligação. Por exemplo, a reação é reversível e pode ser expressa da seguinte forma

$$[Ab]+[Ag] \rightarrow [AbAg]$$

em que [Ab] é a concentração de anticorpos e [Ag] é a concentração de antigénio, no estado livre ([Ab],[Ag]) ou ligado ([AbAg]).

A constante de associação de equilíbrio pode, portanto, ser representada como:

$$K_a = K_{on}/K_{off} = [AbAg]/[Ab][Ag]$$

em que K é a constante de equilíbrio.

Reciprocamente, a constante de dissociação será:

$$K_d=K_{off}/K_{on}=[Ab][Ag]/[AbAg]$$

No entanto, estas equações são aplicáveis apenas a uma ligação de um único epítopo, ou seja, um antigénio num anticorpo. Uma vez que o anticorpo tem necessariamente dois parátopos e, em muitas circunstâncias, ocorre uma ligação complexa, o equilíbrio de ligação múltipla pode ser resumido como

$$K_a=K_{on}/K_{off}=[AbAg]/[Ab][Ag] = r/c(n-r)$$

em que, no equilíbrio, c é a concentração do ligando livre, r representa o rácio entre a concentração do ligando ligado e a concentração total do anticorpo e n é o número máximo de locais de ligação por molécula de anticorpo (a valência do anticorpo).

A força global da ligação de um anticorpo a um antigénio é designada por avidez por esse antigénio. Uma vez que os anticorpos são bivalentes ou polivalentes, esta é a soma das forças das interacções individuais anticorpo-antigénio. A força de uma interação individual entre um único local de ligação num anticorpo e o seu epítopo alvo é designada por afinidade dessa interação.

A avidez e a afinidade podem ser avaliadas pela constante de dissociação para as interacções que descrevem. Quanto menor for a constante de dissociação, maior é a avidez ou afinidade e mais forte é a interação.

Aplicação

A interação antigénio-anticorpo é utilizada em técnicas laboratoriais para testes serológicos de compatibilidade sanguínea e várias infecções patogénicas. A mais básica é a determinação do grupo sanguíneo ABO, que é útil para a transfusão de sangue[9]. [9] As aplicações mais sofisticadas incluem ELISA,[10] enzyme-linked immunospot (Elispot), imunofluorescência e imunoeletroforese.[11][12][13]

Quais são os tipos de reacções antigénio-anticorpo (AG-AB)?

1. Reacções de aglutinação:

A agregação de células devido à ligação de anticorpos é conhecida como "Aglutinação". A palavra aglutinação deriva da palavra latina agglutinate, que significa "colar a".

No húmus, a ligação de Abs puxa as células portadoras de antigénio para perto umas das outras, resultando na formação de aglomerados. Os anticorpos que causam a aglutinação das células são denominados "aglutininas" e os antigénios agregados são denominados "aglutinados".

Mecanismo de aglutinação:

Os anticorpos bivalentes ou multivalentes podem ligar-se a dois ou mais antigénios de cada vez. Quando o Ab se liga a mais do que um antigénio presente em diferentes células, as moléculas individuais do antigénio aproximam-se umas das outras, resultando na formação de aglomerados.

Uma vez que o anticorpo IgM tem um maior número de locais de ligação ao antigénio, é uma aglutinina mais eficaz. A aglutinação de antigénios de grupos sanguíneos por anticorpos IgM em transfusões de sangue não compatíveis é responsável pelas reacções de transfusão de sangue.

O teste de aglutinação tem uma vasta aplicação no domínio clínico. Por exemplo, o teste de aglutinação é utilizado para testar grupos sanguíneos e doenças infecciosas como a febre tifoide, a leptospirose, a malária, a tripanossomíase, a pneumonia, etc.

2. Reação de Precipitação e Floculação:

Quando um anticorpo se liga a um antigénio solúvel, o antigénio torna-se insolúvel e pode precipitar ou flutuar nos fluidos. Se o complexo Ag - Ab precipitar, é referido como "reação de precipitação".

Por vezes, o complexo Ag-Ab pode flutuar em vez de precipitar; nesse caso, a reação é designada por "reação de floculação" e o complexo Ag-Ab é conhecido por "flóculo".

Mecanismo da Reação de Precipitação e Floculação:

Dependendo da sua valência, um único anticorpo pode ligar-se a mais de dois antigénios de cada vez. Por exemplo, o anticorpo IgM Ab com valência 10 pode ligar-se a um máximo de 10 Ags de cada vez, se encontrar epítopos adequados na sua vizinhança.

Uma vez que a valência dos anticorpos IgG é dois, só podem ligar-se a dois antigénios. Quando um único anticorpo se liga a mais do que um antigénio, forma-se uma ponte entre os antigénios solúveis e os antigénios solúveis agrupados não se dissolvem nos fluidos corporais, o que resulta na sua precipitação ou floculação.

No entanto, a quantidade de precipitado e, consequentemente, a sua visibilidade dependem diretamente das quantidades de antigénio e anticorpo e da sua proporção. Quando a proporção Ag, Ab é óptima, a formação do precipitado apresenta o nível máximo. Se a quantidade de anticorpos for superior à de Ags, a formação do precipitado não atinge o nível máximo e o soro não está saturado. Quando o antigénio está apenas em excesso, podem formar-se pequenos complexos antigénio-anticorpo, que são bastante solúveis. Uma vez que os Ags estão em excesso, os Abs disponíveis podem não ser suficientes para formar uma rede, necessária para a precipitação ou floculação.

3. Fixação do complemento:

A ligação do anticorpo ao antigénio não é suficiente para remover o antigénio do corpo. Por isso, o complexo Ag-Ab inicia a ativação e a ligação do sistema de complemento ao mesmo. A ligação do sistema do complemento ao complexo Ag-Ab é conhecida como fixação do complemento.

As enzimas activadas do complemento continuam a reação imunitária que finalmente remove o agente estranho (antigénio).

Mecanismo de fixação do complemento:

As enzimas inactivas do sistema do complemento são activadas em cascata na presença do complexo Ab- Ag e ligam-se ao agente patogénico para formar o complexo associado à membrana - MAC.

O ensaio de fixação do complemento pode ser utilizado para verificar a presença de anticorpos específicos ou de antigénios específicos no soro de um indivíduo. Foi amplamente utilizado para diagnosticar infecções, particularmente infecções microbianas e doenças reumáticas que não são facilmente detectadas por métodos de cultura.

Mas, atualmente, estão a ser utilizados no diagnóstico clínico novos métodos serológicos, tais como ELISA, PCR e métodos de deteção de agentes patogénicos baseados no ADN.

4. Opsonização:

A imunidade inata de um indivíduo mantém uma vigilância constante sobre os agentes estranhos que entram no corpo e as células acessórias do sistema imunitário fagocitam os agentes estranhos para salvar o corpo deles.

No entanto, certos antigénios escapam à ação fagocitária de várias formas. Se o anticorpo se ligar a esse antigénio, este torna-se suscetível de ser fagocitado. Este processo é conhecido como "Opsonização".

O anticorpo que torna o antigénio suscetível de pagocitose é conhecido como "opsonina".

Mecanismo de opsonização:

Os anticorpos ou opsoninas ligam-se aos antigénios de superfície das bactérias. O complexo antigénio-anticorpo, por sua vez, inicia o sistema do complemento.

Os fagócitos com receptores para a região Fc do anticorpo deslocam-se em direção ao complexo Ag Ab através da ação quimiotáctica dos factores C2a, C4a, etc. do sistema de complemento ativado e ligam-se às bactérias através da região Fc do anticorpo. A fagocitose ou a formação de MAC na superfície das bactérias resulta na lise e remoção das bactérias.

Capítulo 4

Antigénios bacterianos Antigénios bacterianos

Um Antigénio Bacteriano é uma molécula que se encontra na superfície dos organismos bacterianos. Quando detectada pelo corpo humano, as células B criam anticorpos para marcar as bactérias restantes para destruição (fig. 4.1).

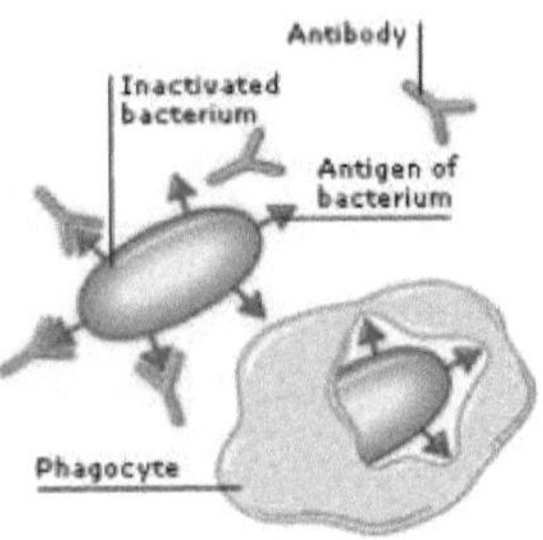

Fig. 4.1: Antigénios bacterianos detectados por células B humanas

Principais células imunitárias

- Macrófagos

- Células B

- Células B de memória

Tipos de anticorpos

- Anticorpos primários - Recolhidos de animais como ratos, coelhos, etc.

- Anticorpos secundários - Podem ser marcados com marcadores fluorescentes para determinar a localização da proteína

Porque é que as bactérias têm antigénios?

O corpo humano utiliza os anticorpos como forma primária de combater as infecções bacterianas. Os anticorpos funcionam ligando-se a proteínas identificadoras de antigénios nas membranas destes organismos. Então, porque é que tantos tipos de bactérias ainda têm antigénios se eles apenas se tornam mais visíveis para os seus hospedeiros? Os antigénios podem ser utilizados para a comunicação entre bactérias, mas a vantagem de sobreviver não acabaria por ultrapassar o benefício da interação? Digo isto porque as bactérias são inerentemente organismos unicelulares e, por isso, a coordenação de grupos não é um objetivo primário para estes organismos.

Possibilidade 1 O objetivo do sistema imunitário adaptativo é que pode, em teoria, reagir a qualquer estrutura molecular concebível sem necessitar que o genoma da linha germinal contenha uma enorme quantidade de informação sobre os alvos microbianos. Por conseguinte, é bastante lento, o que dá às bactérias algum tempo para atuar.

Possibilidade 2 Os antigénios/padrões detectados em questão são altamente conservados nas bactérias, porque as proteínas que constituem estes padrões são críticas para a sobrevivência de qualquer bactéria como organismo Flagelos

Possibilidade 2 Os antigénios/padrões detectados em questão são altamente conservados nas bactérias, porque as proteínas que constituem estes padrões são críticas para a sobrevivência de qualquer bactéria como organismo Flagelos

A superfície de muitas espécies bacterianas é coberta por polissacáridos. Estes podem apresentar-se sob a forma de cápsulas, glicoproteínas ou glicolípidos. Nas bactérias Gram-negativas, o lipopolissacárido (LPS), também designado por endotoxina, cobre cerca de 40% da superfície bacteriana. Os polissacáridos capsulares (CPS) são constituídos por monossacáridos que formam um homopolímero, como o ácido siálico ligado ao a-(20/8)- em N. meningitidis e *Escherichia coli* K1, ou por unidades repetitivas normalmente constituídas por dois a seis resíduos de açúcar. As DPC podem estar presentes tanto em bactérias Gram-negativas, como a *N. meningitidis, Haemophilus influenzae, E. coli ou Salmonella typhi*, como em Gram-positivas, como os *estreptococos* e *os estafilococos*. Na maioria dos casos, as CPS bacterianas são ácidas. O glicolípido LPS está presente apenas nas bactérias Gram-negativas e faz parte da membrana externa. É constituído por uma parte lipídica e uma parte polissacárida. O polissacárido pode ser dividido num oligossacárido central próximo da parte lipídica e num O-polissacárido. O polissacárido O é, tal como o CPS, um homopolímero *(Vibrio cholerae O1, Brucella abortus, B. melitensis)* ou é constituído por unidades repetitivas que podem ser di- a hexassacáridos. Está bem estabelecido que uma resposta imunitária contra os polissacáridos de superfície confere proteção contra a doença. As propriedades imunológicas dos CPSs bacterianos tornaram-se o alvo de vários investigadores nas décadas de 1920 e 1930. Em meados da década de 1940, era evidente que: (i) os CPS provocavam respostas imunitárias protectoras específicas do tipo;[1][2][3][4] (ii) os lactentes e as crianças pequenas não respondiam com anticorpos específicos do tipo;[5][6][7][8] (iii) os anticorpos específicos do tipo conferiam proteção;[6][9] (iv) a vacinação com polissacáridos reduziu a taxa de portadores de bactérias dos mesmos tipos que na vacina[3] e (v) os neoglicoconjugados que utilizam oligossacáridos ligados covalentemente a uma proteína transportadora podem, em coelhos, induzir respostas de anticorpos de títulos elevados que são reforçáveis e protectoras contra a infeção de desafio[10][11] . No entanto, a introdução de antibióticos pôs um travão efetivo, durante várias décadas, ao desenvolvimento de vacinas baseadas em CPSs ou neoglicoconjugados. Na década de 1970, percebeu-se que o tratamento com antibióticos, embora com grande sucesso, não era a solução definitiva para lidar com as infecções. Os avanços na imunologia, com a delineação das respostas dos linfócitos B e T, e o papel dos linfócitos T nas funções de memória imunológica, bem como a elucidação estrutural do polissacárido de superfície, tornaram possível o desenvolvimento de novas vacinas baseadas em polissacáridos. Atualmente, estão disponíveis várias vacinas baseadas em CPSs purificados ou em neoglicoconjugados.

Apesar do aumento dos conhecimentos em imunologia, há vários problemas que continuam por resolver: i) Os antigénios de hidratos de carbono apresentam um elevado grau de variação antigénica. Isto é evidente nas diferenças estruturais dos polissacáridos de superfície dentro da mesma espécie e constitui a base dos sistemas de serogrupos ou serotipagem. Por exemplo, até à data, foram identificados mais de 10 serogrupos diferentes de *N. meningitidis* e mais de 90 serótipos diferentes de *Streptococcus pneumoniae* com base nas DPC. O número de antigénios O de LPS para várias espécies ultrapassa largamente os 100. Além disso, os anticorpos anti-polissacáridos são geralmente específicos do serótipo/serogrupo. ii) Foram comunicadas homologias entre estruturas de hidratos de carbono presentes na superfície bacteriana e as das membranas das células hospedeiras. Por exemplo, a DPC *do serogrupo B de N. meningitidis,* bem como o antigénio K1 de *E. coli,* são antigenicamente semelhantes a estruturas expressas em células neuronais fetais humanas[12] e, consequentemente, imunogénios fracos no ser humano. Por conseguinte, a utilização de CPS do serogrupo B de *N. meningitidis* numa vacina tem o risco potencial de induzir auto-anticorpos[12] . A imitação de estruturas de hidratos de carbono associadas ao hospedeiro por polissacáridos bacterianos pode ser um potencial fator de virulência e evasão iii) Os antigénios polissacáridos são, na sua maioria, imunogénios fracos devido à sua natureza independente dos linfócitos T (TI). Frequentemente, a resposta imunitária antipolissacáridos é caracterizada pela falta de memória dos linfócitos T, pela restrição do isótipo e por um atraso na ontogenia[13] . As crianças com menos de 2 anos de idade e os idosos respondem mal aos antigénios polissacáridos[14] .

Bactérias clinicamente importantes e seus polissacáridos Diversidade de hidratos de carbono de superfície bacteriana

O quadro (4.1) apresenta uma lista de alguns exemplos de espécies bacterianas clinicamente importantes e o número aproximado de serogrupos e/ou serótipos atualmente conhecidos. A serogrupagem/sorotipagem baseia-se na reatividade de anticorpos específicos, frequentemente gerados em animais, utilizando estirpes de referência de determinadas espécies, com o microrganismo. Os anticorpos específicos são normalmente dirigidos contra os antigénios polissacáridos de superfície, quer o CPS quer a parte polissacárida do LPS. A reatividade dos anticorpos reflecte a diversidade estrutural dos polissacáridos. Como se pode ver no quadro (4.1), várias espécies são altamente heterogéneas em termos do número de estruturas de CPS e/ou LPS. A serotipagem de microrganismos é de grande importância principalmente do ponto de vista epidemiológico. Em epidemias ou surtos locais de uma determinada doença, é importante monitorizar a propagação do agente causador e a serotipagem, se possível, é a ferramenta mais simples. Além disso, certas doenças causadas por algumas espécies bacterianas podem estar limitadas a alguns serotipos ou serogrupos. Existem vários exemplos deste fenómeno, sendo *o Vibrio cholerae* um deles. Embora sejam atualmente reconhecidos mais de 200 serótipos de V. cholera, até há uma década, apenas o serótipo O1 de *V. cholera* era isolado de doentes com a doença da cólera. Em 1992, surgiu um novo serótipo que causa cólera epidémica e que foi designado por *V. cholerae* O139. As principais diferenças entre o *V. cholerae* O1 e o O139 são as estruturas dos polissacáridos associados à parede celular. Outro exemplo é a espécie *E. coli.* Atualmente, esta espécie inclui mais de 70 antigénios CPS, ou seja, Kantigénios, e mais de 170 antigénios O.

E. coli pode causar diferentes tipos de doenças, como infecções do trato urinário, diarreia, septicemia e meningite. As estirpes de *E. coli* diarreicas podem ainda ser divididas em diferentes categorias, com base no tipo de doença que causam. Isto deve-se ao facto de as diferentes estirpes de *E. coli* produzirem diferentes factores de virulência sob a forma de toxinas, factores de colonização ou outros. Muitos destes factores de virulência são codificados por plasmídeos, mas estão associados a determinados serotipos. Por exemplo, as estirpes de *E. coli* enterohemorrágicas estão limitadas aos serogrupos O26, O55, O111ab, O113, O117 e O157, enquanto entre as *E. coli* enterotoxigénicas prevalecem mais de 13 serogrupos diferentes[15] .

A espécie *5. pneumoniae* está dividida em mais de 90 serótipos com base na estrutura da DPC[16] . No entanto, a atual vacina 23-valente cobre mais de 90% dos serótipos de *S. pneumoniae* isolados de infecções[17] .

Species	Capsular polysaccharide	O-antigen/immunotype
Gram-negative		
Salmonella	1 (Vi antigen)	> 40 major serogroups
Escherichia coli	> 70	> 170
Shigella		> 40
Vibrio cholerae	1 (O139)	> 200
N. meningitidis	> 10	> 10 (immunotypes)
Klebsiella	> 80	> 10
Citrobacter	None	> 40
Hafnia	?	> 60
Proteus	?	> 60
Haemophilus influenzae	6 (a–f)	
Gram-positive		
Streptococcus pneumoniae	> 90	
Staphylococcus	> 10	
Group B streptococci	> 6	

Tabela 4.1: Uma lista de alguns exemplos de espécies bacterianas clinicamente importantes

Os polissacáridos como antigénios independentes dos linfócitos T

Imunologicamente, um antigénio pode ser classificado como dependente de linfócitos T (TD) ou independente de linfócitos T (TI). As proteínas e os péptidos são normalmente antigénios TD, uma vez que requerem a estimulação dos linfócitos T auxiliares para provocar uma resposta imunitária. O antigénio TD é apresentado aos linfócitos T pelas moléculas do Complexo Principal de Histocompatibilidade (MHC) presentes nos macrófagos, nos linfócitos B ou nas células dendríticas. Os antigénios TD induzem uma resposta imunitária que é duradoura devido à formação de linfócitos B e T de memória. Os anticorpos contra os antigénios da DT são de elevada afinidade e de múltiplos isótipos (IgA, IgM, IgG1, IgG2a, IgG2b, IgG3). A afinidade de um anticorpo é um parâmetro termodinâmico que quantifica a força da associação entre o anticorpo e o antigénio e depende da complementaridade estrutural do local de ligação no anticorpo e do local de ligação no antigénio. Em contraste com os antigénios TD, os antigénios TI não dão origem a memória imunológica nem requerem linfócitos T para induzir uma resposta imunitária.

As respostas de memória são caracterizadas pela produção de anticorpos de elevada acidez, ou seja, anticorpos que se ligam fortemente ao antigénio. A maioria dos hidratos de carbono são classificados como antigénios TI na natureza.

Os antigénios TI são ainda divididos em TI tipo 1 e TI tipo 2, com base na sua interação com os linfócitos B[18][19] Os antigénios TI tipo 1 são definidos como antigénios capazes de induzir a proliferação e a diferenciação de linfócitos B naive e maduros[20] . Estes antigénios activam os linfócitos B e podem induzir respostas imunitárias em recém-nascidos, adultos e em ratos com um defeito nos linfócitos B ligado ao X (xid)[14][19][20][21] Exemplos comuns dos antigénios TI de tipo 1 são os LPS bacterianos[14][20] Por outro lado, Os antigénios TI de tipo 2 são estruturas polissacáridas repetitivas de elevada massa molecular que não apresentam qualquer atividade intrínseca de estimulação dos linfócitos B[20] Estes antigénios também se caracterizam pela sua fraca degradabilidade in vivo e pela incapacidade de estimular a ajuda de linfócitos T restritos ao MHC de classe II[22][23] Os antigénios TI de tipo 2 activam apenas os linfócitos B maduros e actuam provavelmente através da ligação cruzada da imunoglobulina (Ig) da superfície celular de linfócitos B específicos e maduros[20] . Isto resulta na produção de anticorpos específicos do antigénio. No entanto, os antigénios TI-tipo 2 não são adequados como vacinas para crianças com menos de 2 anos de idade e para adultos com mais de 65 anos de idade, uma vez que estas populações não respondem.

Capítulo 5

Preparação de antigénios para a produção de anticorpos

Como preparar o antigénio para a produção de anticorpos?

Existem algumas regras gerais a seguir que têm a ver com o tamanho da proteína, a concentração da proteína, os veículos (ou seja, tampões), outros químicos nos veículos e a forma da proteína:

1. **Tamanho da proteína:** Em geral, o sistema imunitário não reconhece moléculas pequenas, pelo que existe um tamanho mínimo para que uma proteína se torne "imunogénica". Embora o ponto de corte exato dependa da proteína, recomenda-se que as proteínas com menos de 20 kDa de tamanho (cerca de 200 aminoácidos) sejam acopladas a algo maior, de modo a torná-las maximamente imunogénicas. Isto pode ser feito tratando a proteína com um agente de reticulação bifuncional (como o glutaraldeído ou o paraformaldeído) ou conjugando a proteína com hemocianina de lapa (KLH).

2. **Concentração de proteínas:** É difícil prever a priori qual a concentração de proteína necessária para injetar, mas recomendamos a utilização de pelo menos 2 mg de proteína num volume total de 5000 ul de tampão. Esta é provavelmente uma quantidade generosa para proteínas altamente imunogénicas, mas com proteínas pouco imunogénicas, é provavelmente necessária.

3. **Tampões de veículos:** O tampão ideal para as injecções é a solução salina isotónica tamponada com fosfato (10 mM, pH 7,2) (também chamada "PBS"). É "ideal" porque este é o tampão que Freund utilizou há tantos anos atrás quando estava a aperfeiçoar os seus adjuvantes. Também é bom porque não contém grupos amina primários, que interferem com as conjugações que utilizam aldeídos ou grupos NHS, no caso de a proteína precisar de ser acoplada para a tornar maior.

O soro fisiológico tamponado com Tris ("TBS") também é bom para injecções, mas contém um grupo amina primário, pelo que não pode ser utilizado quando são necessárias conjugações - mais uma razão para ficar com o PBS!

4. **Outros produtos químicos no veículo:** A regra geral é que se um produto químico for tóxico, ou mesmo se for irritante, não deve estar presente no veículo.

5. **Forma da proteína:** Podemos injetar proteínas em solução ou proteínas em géis de poliacrilamida.

• Proteínas em solução: A melhor e mais fácil forma de preparar a sua proteína é simplesmente colocá-la em PBS a uma concentração de 2 mg em 5000 ul (400 ug por ml). Não colocar antimicrobianos como azida de sódio ou qualquer outro produto que possa ser prejudicial.

• Proteínas em géis de poliacrilamida: Se a sua proteína estiver contaminada com outras proteínas, pode querer correr um gel de poliacrilamida SDS para separar a proteína de interesse dos contaminantes. Se o fizer, faça um gel espesso (pelo menos 1 mm de largura) e depois utilize um corante que não fixe a proteína no interior do gel. Quando o gel estiver corado, a solução de coloração deve ser removida, permitindo que a proteína se difunda do gel e estimule o sistema imunitário. Não utilizar corantes de Coomassie, uma vez que estes acabam por fixar a proteína no interior do gel, e a proteína não consegue sair. Um truque importante com os géis é minimizar o volume do próprio gel. Certifique-se de que corta a banda sem pedaços extra de gel à volta. É preferível manter o volume do gel abaixo de 1,0 ml (num volume total de 5,0 ml de PBS).

Passos para a preparação de antigénios para a produção de anticorpos:

1. Animais:

Coelhos brancos da Nova Zelândia, pesando aproximadamente 3 kg e com cerca de 4 meses de idade, foram examinados antes do início das experiências e considerados isentos de infecções parasitárias e utilizados na produção dos anticorpos[1] .

2. Preparação do antigénio:

O teor proteico dos Ags preparados foi medido com o kit de ensaio Bio Rad Protein[2] como companheiro.

3. Determinação do teor de proteínas[2] :

3.1 Princípio:

A determinação do teor de proteínas baseou-se no procedimento de ligação ao corante de Bradford, que dependia da mudança de cor do corante Coomassie brilliant blue G-250 em resposta a várias concentrações de proteínas, utilizando o kit de ensaio de proteínas (Bio-Rad, Richmond, CA, EUA)[2] .

3.2 Reagentes:

- Proteína fixa: Albumina de soro bovino (BSA), 1,44 mg/ml, Bio Rad.

- O concentrado de reagente de corante (Bio Rad) continha ácido fosfórico e metanol.

- Tampão de Hank (Biochrome).

- Triton X-100 (Bio Rad).

3.3 Procedimento:

a. Preparação das amostras de proteínas padrão:

Uma diluição em série da proteína padrão como BSA foi preparada da seguinte forma (tabela 5.1): 1% BSA [1 µl BSA dissolvido em 99 µl de água destilada (dist. H_2O)] e assim sucessivamente para todas as diluições sucessivas até 80% BSA (80 µl BSA dissolvido em 20 µl dist. H_2O).

Tabela 5.1: diluição em série de proteínas

BSA	Dist. H_2O
1 µl	99 µl
5 µl	95 µl
10 µl	85 µl
25 µl	75 µl
40 µl	60 µl
50 µl	50 µl
80 µl	20 µl

b. Preparação de amostras com teor proteico desconhecido:

Foram preparadas diferentes diluições de proteínas desconhecidas da seguinte forma
(tabela 5.2): Concentração de 3% de proteína (3 µl de proteína dissolvida em 97 µl dist.
$H_2 O$) e assim sucessivamente para as próximas diluições sucessivas das proteínas
desconhecidas.

Tabela 5.2: diferentes diluições de proteínas desconhecidas

Protein sample	dist. H_2O
3 µl	97 µl
5 µl	95 µl
15 µl	85 µl
20 µl	80 µl

c. Preparação e adição de reagentes corantes:

O corante foi diluído com 4 volumes de $H_2 O$ destilado. Em seguida, foram adicionados
5 ml do corante diluído a cada diluição das amostras de proteínas padrão e
desconhecidas. Os tubos foram misturados e a absorvância da cor foi medida a 595 nm
para cada tubo.

d. Preparação da curva padrão e cálculo do teor de proteínas:

De acordo com as medições padrão, foi planeada a curva padrão. A partir da curva
padrão, foi calculado o teor proteico das amostras desconhecidas.

4. Purificação do antigénio[3] :

4.1 Purificação do antigénio por cromatografia de permuta iónica DEAE[4] :

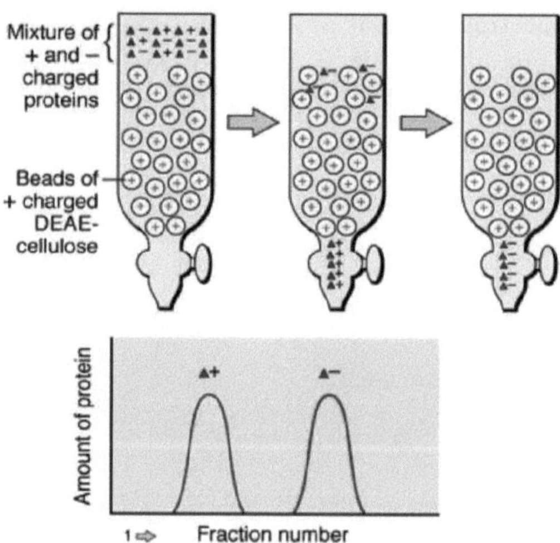

Fig. 5.1: Um diagrama que representa a cromatografia de permuta iónica.
www.bio.miami.edu/.../150/protein/proteinsb.htm

a. Princípio:

A cromatografia DEAE é um método eficaz para separar proteínas com base na sua carga (fig. 5.1). O grupo DEAE tem uma carga positiva constante

carga que pode ser neutralizada por iões contrários, normalmente iões cloreto.

Outros aniões são capazes de competir pelo grupo DEAE positivo.

b. Reagente:

- DEAE Sephadex A-50 (Pharmacia, Uppsala, Suécia).

- Tris-HCl (Sigma).

- Sal NaCl.

- Coluna.

c. Procedimento:

- **Inchaço do gel:**

Cerca de 200 ml de tampão Tris-HCI 0,5 M com pH 7 (1 g/200 ml de tampão Tris 0,5 M, pH 7) foram colocados num copo de 250 ml. Adicionou-se lentamente 0,5 g de pó de Sephadex A-50 (Pharmacia, Uppsala, Suécia) ao tampão, agitando suavemente com uma vareta de vidro, e deixou-se em repouso durante 1-2 dias a +4°C para obter uma dilatação completa. A capacidade de 1 ml de pérolas intumescidas foi calculada do seguinte modo 0,5 g de pó de Sephadex A-50 foi inchado em 22 ml de esférulas. E a capacidade disponível de 1 g de DEAE Sephadex A-50 em pó é de 5 g de proteína.

Se a capacidade disponível de 1 g de pó é de 5 g de proteína,

1 gm powder → 5 gm protein

0.5 gm powder → ? protein ⟶ ? = 2.5 gm

Assim, a capacidade disponível de 0,5 g de pó é de 2,5 g de proteína.

E, se 0,5 g de pó for dilatado em esferas de 22 ml

Assim, a capacidade disponível de 22 ml de pérolas inchadas é de 2,5 g de proteínas.

22 ml de pérolas dilatadas → 2,5 gm de proteína

⟶ ? = 0,113 gm

1 ml de pérolas dilatadas → ? proteína

Assim, a capacidade disponível de 1 ml de esférulas inchadas é de 0,113 gm de proteínas, ou seja: 1 ml de esférulas inchadas →113 mg de proteínas.

- **Preparação dos tampões:**

■ Tampões de ligação (20 mM Tris-HCI, pH 6, 5,5, 7,7, 5,8 e 8,3).

■ Tampões de eluição (20 mM Tris-HCl/50,100 e 150 mM NaCl).

- **Método cromatográfico em coluna DEAE:**

O pó de Sephadex A-50 foi inchado em tampão Tris-HCl 0,5 M (pH 7) e lavado com 3 volumes de leito do tampão de ligação inicial selecionado (tampão Tris-HCl 20 mM, pH 7) 5 vezes. A suspensão de esferas intumescidas foi vertida numa coluna de 30x2,5 cm (Bio-Rad) utilizando uma vareta de vidro, evitando a retenção de bolhas de ar. Após a sedimentação das esferas na coluna, a superfície foi coberta com o tampão de ligação e a capacidade aproximada de ligação da coluna foi determinada.

A amostra foi dialisada contra o tampão de ligação e o seu conteúdo proteico foi calculado. A tubagem de saída da coluna foi então fechada e o tampão acima das esferas foi removido. O teor proteico < 10% da capacidade do leito da coluna foi aplicado à coluna utilizando uma pipeta Pasteur. A tubagem de saída foi aberta até a amostra penetrar nos grânulos; em seguida, foi novamente fechada durante 10 minutos (min) para permitir que as proteínas se ligassem aos grânulos. A saída foi então aberta e as esferas foram lavadas com 5 volumes de tampão de ligação. A proteína foi eluída pelo tampão de eluição selecionado (20 mM Tris-HCl e 150 mM NaCl) sob gravidade, recolhendo-se fracções de 2 ml. A absorvância a 280 nm de cada fração foi medida utilizando um espetrofotómetro (Perkin- Elmer Lambda 1 A, Alemanha Ocidental) e a pureza da proteína produzida foi avaliada por SDS-PAGE em condições redutoras e não redutoras.

4.2 Purificação do antigénio por cromatografia de filtração em gel em Coluna Sephacryl-S-200 HR[5] :

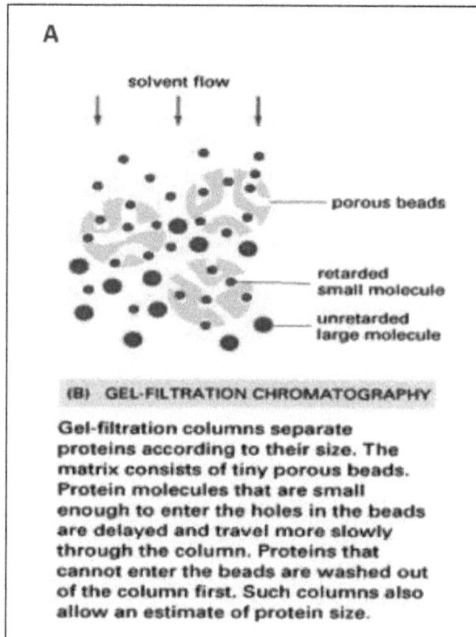

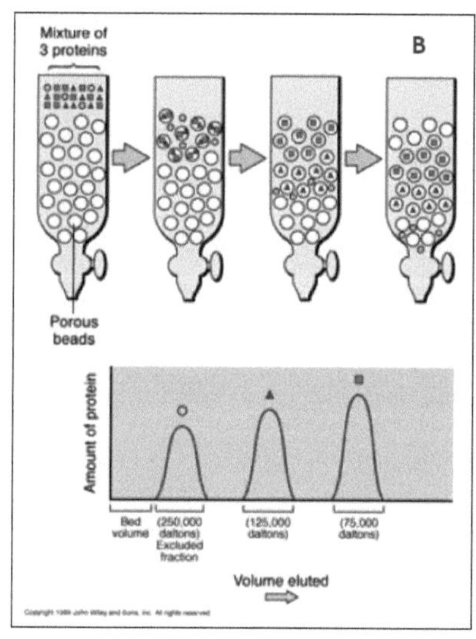

Fig. 5.2: Um diagrama que representa a cromatografia de filtração em gel. A] Separação de proteínas de acordo com o seu tamanho. B] Cromatografia de filtração em gel. www.bio.miami.edu/.../255tech/255techniques.htm

a. Princípio:

A cromatografia de exclusão de tamanho (filtração em gel) é uma técnica que permite separar as proteínas em função do seu tamanho molecular (fig. 5.2). Tem também a vantagem importante de ser compatível com condições fisiológicas. A matriz de fase sólida consiste em esferas porosas, que são embaladas numa coluna, com uma fase líquida móvel que flui através da coluna.

A fase móvel tem acesso a ambos os volumes: o volume no interior dos poros das pérolas e o volume exterior às pérolas. A separação pode ser visualizada como uma partição reversível nas esferas (volume vazio), uma vez que estas não conseguem entrar nos poros. As pequenas moléculas que conseguem aceder ao líquido no interior dos poros das esferas são fraccionadas no volume de eluição.

b. Preparação da coluna:

O pó de Sephacryl-S- 200 foi suspenso e misturado gradualmente no tampão de eluição. O inchaço ficou concluído após dois dias à temperatura ambiente. A dilatação também pode ser efectuada fervendo o pó suspenso em banho-maria durante 5 horas. Os grânulos inchados foram vertidos numa coluna de 1,5x120cm, evitando a retenção de bolhas de ar, e deixados a embalar durante cerca de 24 horas.

c. Aplicação e fracionamento de amostras:

A saída da coluna foi aberta para permitir a penetração do tampão na superfície do gel. A amostra foi colocada em camadas na superfície do leito e deixada a penetrar nos grânulos. Colocou-se cerca de 1 cm de tampão de eluição no topo das esferas. A tubagem de entrada foi cheia com o tampão e ligada à coluna. A saída da coluna foi ligada a um coletor automático de fracções e foram recolhidas fracções de 1 ml. A absorvância a 280 nm foi medida para cada fração individual. As fracções foram então analisadas por SDS-PAGE em condições redutoras.

4.3 Eletroforese em gel de poliacrilamida com dodecil-sulfato de sódio (SDS-PAGE) [6] [7] [8]**:**

a. Princípio:

Na eletroforese, a migração das proteínas depende da carga, do tamanho e da forma das moléculas. No entanto, na presença de

SDS, todas as proteínas ficam carregadas negativamente devido à sua ligação a moléculas de detergente carregadas negativamente. Quando estas proteínas revestidas com SDS são colocadas num campo elétrico, a separação das proteínas dependerá apenas do seu tamanho e forma.

b. Reagentes:

Todos os reagentes foram adquiridos à Bio Rad

- Acrilamida/Bis de reserva (30% T, 2,7 % C) [% T é a concentração total do monómero; % C é a concentração do monómero de reticulação] (Kodak, Rochester, NY, EUA).

- Tampão do gel de empilhamento (Tris-HCl 0,5M, pH 6,8).

- Tampão de gel de resolução (0,5M Tris-HCl, pH 8,8).

- 10% (w/v) de persulfato de amónio (APS).

- 10% (w/v) SDS.

- Tampão de amostra não redutor SDS (62,5 mM Tris-HCI pH 6,8, 10% glicerol, 2% SDS).

- Tampão de amostra Laemmli (reduzido) (62,2 mM Tris-HCI pH 6,8, 10% glicerol, 2% SDS, 10% Tris 2-mercaptoetanol, 30 µM azul de bromofenol (BPB).

- Tampão de elétrodo (25 mM Tris-HCI, 192 mM glicina, 0,1% SDS, pH 8,3).

- Solução de descoloração (0,7% de ácido acético glacial, 0,5% de metanol diluído até um litro de H_2O).

- N, N, N, N tetra-metiletilenodiamina (TEMED).

- Aparelho de gel em placas com tanque, sanduíches, espaçadores e pentes [sistema de eletroforese mini-vertical].

c. Procedimento:

- Preparação do gel: como indicado no quadro 5.3

Gel type	Separating gel		Stacking gel	
Acrylamide Percentage	12%	10%	7.5%	4%
Stock acrylamide/Bis	3.6 ml	3 ml	2.5 ml	0.7 ml
Stock resolving buffer (0.5M Tris-HCl, pH 8.8)	2.25 ml	2.25 ml	-	-
Stock stacking buffer (0.5M Tris- HCl, pH 6.8)	-	-	2.25 ml	1.25 ml
Dist. H_2O	3 ml	3.6 ml	5 ml	3 ml
10% SDS	95 µl	95 µl	95 µl	50 µl
10% APS (Fresh)	50 µl	50 µl	50 µl	30 µl
TEMED	7 µl	7 µl	7 µl	5 µl

A acrilamida/bisacrilamida de reserva (30% T, 2,7% C) (%T é a concentração total do monómero, % C é a concentração do monómero de ligação cruzada) foi preparada misturando 146 g de acrilamida (Ubichem limited, Hampshire, Inglaterra) com 4,0 g de N, N meteleno bisacrilamida (Kodak, Rochester, NY, EUA). A mistura foi dissolvida em 500 ml de H H_2 O, filtrada e armazenada a 4° C num frasco escuro. O gel de separação (gel de acrilamida a 12%) foi preparado misturando 3,6 ml de acrilamida de reserva com 3 ml de dist. H_2 O, 2,25 ml de tampão de resolução (1,5 M Tris-HCl, pH 8,8), 95 µl de SDS a 10 % (Merck, Damstadt, Alemanha), 50 µl de APS a 10 % (Sigma) e 7 µl de TEMED (Merck). O gel de empilhamento (gel de acrilamida a 4%) foi preparado misturando 0,7 ml de acrilamida de reserva com 3 ml de dist. H_2 O, 1,25 ml de tampão de empilhamento (0,5 M tris-HCl, pH 6,8), 50 µl de SDS, 30 µl de APS e 5 µl de TEMED. O molde da placa de gel foi preparado em duas placas de vidro (longa: 10,1x8,3 cm e curta: 10x7,3 cm) separadas por barras espaçadoras (0,7 mm de espessura) e colocadas verticalmente numa cassete vertical (Bio-Rad Lab. Modelo 595, Richmond, CA, EUA). O gel foi preparado começando pelo gel de separação (12%, gel de poros pequenos) na parte inferior da lâmina e o gel de empilhamento (4%, gel de poros grandes) foi vertido no topo para formar o gel superior de acrilamida. Foi inserido um pente de plástico no gel de empilhamento (gel de poros grandes) para formar os poços das amostras. O gel foi deixado a polimerizar durante 1 hora. O pente foi retirado cuidadosamente do suporte de moldagem, da câmara de moldagem múltipla mini-protein 1 (Bio-Rad) e a cassete de placas foi colocada no núcleo de arrefecimento interno de uma célula mini-protein II (Bio-Rad). O tampão de elétrodo (25 mm tris, 192 mM glicina, 0,1% SDS), pH 8,3, foi colocado nas câmaras superior e inferior.

- Preparação e aplicação de amostras:

Um teor proteico adequado da amostra (inferior a 40 μg de proteína/poço) foi misturado com o tampão de amostra (reduzido ou não reduzido) para formar IX diluição final do tampão de amostra. As amostras foram utilizadas como 5 μg de proteína/ml e diluídas com tampão de amostra pelo menos 1:4 (V/V) (4 ml de $H_2 O$, 1 ml de Tris-HCl 0,5 M, pH 6,8, 0,8 ml de glicerol, 1,6 ml de SDS a 10%) e 0,4 ml de azul de bromofenol a 0,05% (W/V) (Koch-Light Lab. Coimbrook berk, Inglaterra) e 0,4 ml de β-mercaptetanol (Fluka, AG, Buchs, Alemanha). A proteína padrão de kit de baixo peso molecular (Bio-Rad) de 18,5 a 106 kDa foi diluída em tampão de amostra 1:20 (v/v). As amostras reduzidas foram aquecidas a 95°C durante 5 minutos. As amostras não reduzidas foram aquecidas apenas durante 2 minutos. As amostras preparadas e o padrão de baixo peso molecular foram aplicados nos poços do gel preparado (20 μl/poço para a amostra e 10 μl para o padrão).

- Passar o gel:

A corrente foi ligada por uma fonte de alimentação de 0-200 V DC. (Behringwerke AG, Marbug-Lahn, Alemanha) e foi ligada com o ânodo na parte inferior. A corrida foi iniciada com 10 mA até as amostras entrarem no gel de empilhamento e, em seguida, a corrente foi aumentada para 50 mA. A corrida foi continuada até as amostras atingirem o fundo do gel. O tempo necessário para completar a corrida foi de cerca de 2 horas.

- Coloração e descoloração do gel:

O gel foi fixado e corado com azul de Coomassie a 0,1% (p/v) em metanol, ácido acético e água na proporção de 4:1:5 (v/v/v) durante 2-4 horas e depois descolorado em metanol a 30% e ácido acético glacial a 10% (v/v). Após a descoloração, o gel foi armazenado em ácido acético a 5%.

5. Avaliação da reatividade dos antigénios-alvo por ELISA indireto[9] :

5.1 Princípio:

Foi utilizado o teste ELISA, baseado no método original de Engvall e Perlman (1971), com algumas modificações na microplaca. O teste ELISA (fig. 5.3) envolve a adsorção passiva de Ag na superfície de uma fase sólida, por exemplo, uma placa de microtítulo, seguida da adição de soro contendo anticorpos específicos que podem ser marcados com uma enzima (Igs anti-espécies conjugados) (ELISA direto). O método indireto pode também ser utilizado através da incubação do Ag revestido com anticorpos não marcados (primários) e, em seguida, com anticorpos secundários marcados com enzima específicos do primário (ELISA indireto). Quando se adiciona um substrato adequado, ocorre a hidrólise, cujo grau é proporcional à quantidade de enzima ligada. A enzima e o substrato são escolhidos de modo a produzir uma decomposição enzimática-substrato colorida.

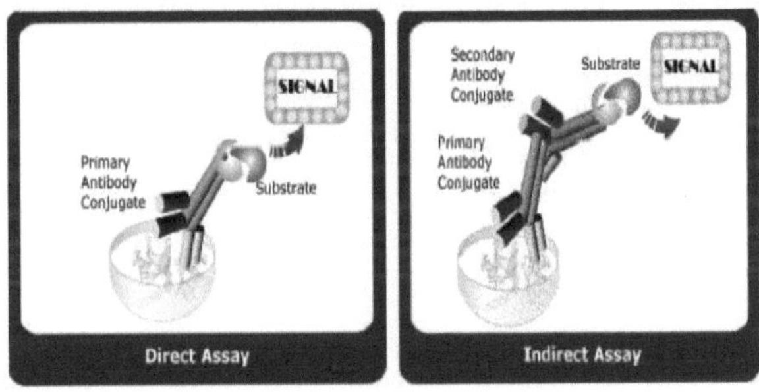

Fig. 5.3: Um diagrama que mostra a diferença entre ELISA direto e indireto.
virusyouandme.blogspot.com/

5.2 Materiais:

- Tampão de revestimento (0,05 M de carbonato/ bicarbonato de sódio, pH 9,6).

- Tampão de bloqueio (1% BSA em PBS, pH 7,4).

- Tampão de lavagem (0,01 M PBS, 0,05% Tween (v/v), pH 7,2).

- Tampão de diluição (tampão PBS/T 0,01 M, pH 6,9).

- Solução de substrato de conjugados de peroxidase composta por:

■ Tampão fosfato/citrato   25 ml

■ O-fenilenodiamina HCL (OPD) (Sigma) 15 mg

■ Peroxidase de hidrogénio (H_2O_2) (Sigma).   5 µl

- Solução de substrato conjugado de fosfatase alcalina composta por fosfato de parnitrofenilo (Sigma).

- Tampão de substrato (ou seja, tampão de diluição para substrato) para:

■ Substrato de conjugados de peroxidase: Tampão fosfato/citrato 0,05 M, pH 5.

Ácido cítrico   1,02 g

Na_2 HPo_4 . 12 H_2 O   3.68 g

dist. H_2 O   100 ml

■ Substrato conjugado com fosfatase alcalina: Tampão carbonato 0,05 M, pH 9.

- Solução de paragem:

■ Ácido sulfúrico 4 N para os conjugados de peroxidase.

■ NaOH 1 N para os conjugados de fosfatase alcalina.

- Placas de microtitulação (Costar, sede da empresa, Cambridge, MA, EUA).

5.3 Procedimento:

Os poços das placas de microtítulo de poliestireno (96 poços de fundo plano, M 129A Dynatech) foram revestidos com 100 µl/poço de antigénio a uma concentração de 5 µg/ml em tampão de revestimento (tampão de carbonato 0,05 M, pH 9,6). As placas foram incubadas de um dia para o outro à temperatura ambiente e depois lavadas 3 vezes com tampão de lavagem (0,01 M PBS, 0,05% Tween (v/v), pH 7,2) e bloqueadas com a adição de 200 µl/poço de tampão de bloqueio (1% BSA (Sigma) em 0,1 M PBS, pH 7,4), seguido de incubação durante 1 hora a 37°C. As placas foram lavadas 5 vezes com tampão de lavagem. Foram adicionados 100 µl do anticorpo (diluído 1/250 em tampão PBS/T) a cada poço, seguido de incubação das placas a 37°C durante 1 hora. As placas foram lavadas 5 vezes com tampão de lavagem. Foram distribuídos 100 µl de conjugado polivalente-anti-coelho peroxidase (Sigma) (diluído 1/1000 em tampão PBS/T) em cada poço e as placas foram incubadas durante 1 hora a 37°C. As placas foram lavadas 5 vezes com tampão de lavagem. Foram adicionados a cada poço 100 µl de solução de substrato [um comprimido de OPD dissolvido em 25 ml de tampão fosfato/citrato 0,05 M (pH 5) com H_2O_2] e as placas foram incubadas no escuro à temperatura ambiente durante 30 minutos. Foram adicionados 50 µl/poço de 4 N H_2SO_4 para parar a reação enzimasubstrato. A absorvância foi medida a 492 nm utilizando um leitor ELISA (leitor de microplacas Bio-Rad, Richomond, Co.).

6. Produção de pAbs:

Os pAb (ou anti-sera) são anticorpos que podem ser obtidos a partir de diferentes recursos de células B. Estes anticorpos são normalmente produzidos por imunização de um mamífero adequado, como um rato, um coelho ou uma cabra. Os mamíferos de maior porte são frequentemente preferidos, uma vez que podem ser recolhidas maiores quantidades de soro. A imunização induz os linfócitos B a produzirem IgG específica para o Ag injetado. Esta IgG pAb é policlonal purificada a partir do soro do mamífero.

6.1 Imunização de coelhos para produção de pAbs[10] [11] :

Os anticorpos de coelho foram obtidos através da imunização de coelhos brancos da Nova Zelândia (aproximadamente 3 kg de peso) com *antigénio*. Foi administrado 1 mg de antigénio a cada coelho de 2 coelhos durante todo o processo de imunização. O coelho recebeu a dose inicial [1 mg de antigénio misturado 1:1 no adjuvante completo de Freund (Sigma)] por injeção intramuscular (i.m) em quatro locais. Foram administradas duas doses de reforço após a dose de iniciação; cada uma era 0,5 mg de Ag emulsionado em adjuvante de Freund incompleto. A primeira dose de reforço foi administrada duas semanas mais tarde após a dose de iniciação. As doses de reforço seguintes foram administradas em intervalos semanais. Foram colhidas amostras de sangue da orelha do coelho antes da primeira injeção i.m. e examinadas por ELISA indireto para detetar reacções cruzadas com outros parasitas (para garantir que o coelho estava livre de qualquer infeção com outros parasitas) e em cada injeção seguinte (reforço) para detetar o título de anticorpos produzidos. Quando o título de Ab era elevado, o animal era escarificado e eram colhidas amostras de sangue. O soro de coelho, que contém anticorpos policlonais (pAb), foi fraccionado e mantido a -20°C até ser utilizado.

6.2 Purificação de soro de coelho (Purificação de IgG pAb):

As etapas de purificação de IgG pAb basearam-se em três métodos diferentes:-

a. Método de precipitação com sulfato de amónio.

b. Método de purificação do ácido caprílico.

c. Método cromatográfico de permuta aniónica DEAE.

Foram efectuadas várias tentativas de acoplamento entre estes métodos para obter o melhor e mais fácil protocolo de purificação de IgG.

a. Precipitação de sulfato de amónio[12] :

- Princípio:

É um método utilizado para purificar proteínas através da alteração da sua solubilidade. É um caso específico de uma técnica mais geral conhecida como salga. As proteínas em solução formam ligações de hidrogénio com a água através dos seus grupos polares e iónicos expostos. Quando se adiciona uma concentração elevada de iões altamente carregados, como o amónio ou o sulfato, estes grupos competem com as proteínas para se ligarem à água. Isto remove as moléculas de água das proteínas e diminui a sua solubilidade, resultando em precipitação[6] .

- Reagentes:

■ Sulfato de amónio (Sigma).

■ Rotador.

■ Centrifugadora de arrefecimento.

■ PBS (Dulbecco).

- **Métodos**:

■ **Preparação da solução saturada de sulfato de amónio (SAS)**:

Dissolveram-se 100 g de sal de sulfato de amónio puro em 100 ml de água destilada. H_2 O. Após dissolução completa (2 dias), o sobrenadante foi separado e o pH foi ajustado para 7-7,2 por gotas de amoníaco concentrado.

■ **Etapas de precipitação**:

A solução saturada de sulfato de amónio foi adicionada gota a gota ao soro de coelho até atingir 50% de saturação, com agitação contínua, e depois centrifugada durante 20 minutos a 3500 g numa centrífuga de arrefecimento (Heraues) a 4°C. O sobrenadante foi eliminado e a precipitação com sulfato de amónio foi repetida várias vezes no precipitado. O precipitado final foi dissolvido numa quantidade adequada de PBS 0,01 M, pH 7,2. O sulfato de amónio foi removido por diálise contra PBS 0,01 M, pH 7,2 durante 72 dias a 4°C.

b. Purificação por tratamento com ácido caprílico[13] :

- **Princípio:**

Em condições ligeiramente ácidas, a adição de ácidos gordos de cadeia curta, como o ácido caprílico, ao soro precipitará a maioria das proteínas séricas, com exceção da IgG[13] .

- **Reagentes:**

■ Tampão de acetato de sódio 60 mM, pH 4,8 (Sigma).

■ Ácido caprílico (ácido octanóico) da melhor qualidade (Sigma).

■ Agitador magnético.

■ Centrifugadora de arrefecimento (Heraeus Minifuge T).

- **Procedimento:**

A IgG pAb, parcialmente purificada por precipitação com sulfato de amónio, foi diluída com 2 volumes de tampão de acetato de Na 60 mM, pH 4,8. Esta etapa pode ser substituída por diálise contra tampão de acetato de Na 3 mM, pH 4,8. Adicionou-se ácido caprílico a 7%, gota a gota, com agitação magnética lenta durante 30 minutos a 4°C. Centrifugar a mistura a 1000 g durante 30 minutos. A albumina e outras proteínas não IgG foram precipitadas, exceto a IgG. O precipitado foi separado enquanto o sobrenadante (contendo IgG quase pura) foi purificado. A purificação com ácido caprílico pode ser efectuada de duas formas: Ou o ácido caprílico a 7% foi adicionado diretamente ao soro de coelho bruto; ou o ácido caprílico a 56% foi adicionado às Igs inteiras precipitadas após precipitação com sulfato de amónio a 50%.

c. Purificação por cromatografia de permuta iónica DEAE-sephadex A-50[4] :

- Princípio:

A cromatografia DEAE é um método eficaz para separar proteínas com base na sua carga. O grupo DEAE tem uma carga positiva que pode ser neutralizada por iões contrários, normalmente iões cloreto. Outros aniões são capazes de competir pelo grupo DEAE positivo. Uma vez que os anticorpos têm uma PI mais básica do que a maioria das outras proteínas do soro, ligam-se mais fracamente ao grupo DEAE do que a albumina. Além disso, a IgG é mais básica do que a IgM devido à presença de mais resíduos de lisina e arginina do que de glutamato e aspartato. Se a força iónica for aumentada através do aumento da concentração de sal NaCl no tampão de eluição, os iões cloreto competirão com as proteínas ligadas na ligação ao grupo DEAE positivo e as proteínas serão eluídas. As moléculas de IgG serão eluídas mais cedo do que as de IgM e albumina. As fracções de IgG separadas por este método têm um elevado grau de pureza[4] .

- Reagentes:

- DEAE Sephadex A-50 (Pharmacia, Uppsala, Suécia).

- Tris-HCl (Bio-Rad).

- Sal NaCl.

- Coluna.

- Preparação dos tampões:

- Tampões de ligação (20 mM Tris-HCl, pH 6, 5,5, 7,7, 5,8 e 8,3).

■ Tampões de eluição (20 mM Tris-HCl/50,100 e 150 mM NaCl).

- Procedimento:

O pó de DEAE - Sephadex A-50 (Pharmacia , Uppsala, Suécia) foi inchado em tampão Tris 0,5 M (Sigma), pH 7 (1g/200 ml de tampão Tris 0,5 M, pH 7) e lavado com 3 volumes de leito de tampão Tris 20mM, pH 7, cinco vezes. A suspensão de pérolas inchadas foi vertida numa coluna de 30x2,5 cm (Bio-Rad) utilizando uma vareta de vidro, evitando a retenção de bolhas de ar. Após a sedimentação das esferas na coluna, a superfície foi coberta com o tampão de ligação e a capacidade aproximada de ligação da coluna foi determinada. A amostra foi dialisada contra o tampão de ligação (20 mM Tris-HCl, pH 7) e o seu teor proteico foi calculado. A tubagem de saída da coluna foi então fechada e o tampão acima das esferas foi removido. Aplicou-se à coluna uma amostra de IgG com um volume adequado e um teor de proteínas inferior a 10% da capacidade do leito da coluna, utilizando uma pipeta Pasteur. A tubagem de saída foi aberta até a amostra penetrar nas esferas; em seguida, foi novamente fechada durante 10 minutos para a ligação da IgG às esferas. A saída foi aberta e ligada a um coletor de fracções automatizado (LKB, Dusseldoef, Alemanha), tendo sido recolhido um ml de fração em cada tubo. A absorvância a 280 nm foi medida para cada fração utilizando um espetrofotómetro (Perkin-Elmer Lambda 1A). As fracções que apresentavam uma elevada absorvância no primeiro pico foram agrupadas. O teor de proteínas foi estimado pelo ensaio de proteínas Bio-Rad e a pureza da IgG produzida foi identificada por SDS-PAGE.

7. Caracterização de pAbs por eletroforese em gel de dodecil sulfato de sódio e poliacrilamida (SDS-PAGE)[14] :

O mesmo método descrito anteriormente para a identificação do peso em mol de Ag alvo (ver acima).

8. Teste de reatividade de pAbs a Ags por ELISA indireto[9] :

Os poços das placas de microtítulo de poliestireno (96 poços de fundo plano, M129 A Dynatech) foram revestidos com 100 µl/poço de Ags a uma concentração de 30 ug/ml em tampão carbonato 0,05 M (pH 9,6). As placas foram incubadas durante a noite à temperatura ambiente. As placas foram lavadas com tampão de lavagem (0,01 M PBS, 0,05% Tween (v/v), pH 7,2) 3 vezes e bloqueadas com 200 µl/poço de tampão de bloqueio (1% BSA (Sigma) em 0,1 M PBS, pH 7,4) durante 1 hora a 37°C. As placas foram lavadas com tampão de lavagem 5 vezes. Foram adicionados a cada poço 100 µl de pAb contra Ags, diluído em série (1/50, 1/100, 1/200, 1/400) em tampão PBS/T (pH 6,9). As placas foram incubadas durante 1 hora a 37°C. As placas foram lavadas 5 vezes com tampão de lavagem. 100 µl de conjugado de peroxidase IgG anti-coelho (Sigma), diluído 1/1000 em tampão PBS/T (pH 6,9), foram dispensados em cada poço e as placas foram incubadas durante 1 hora a 37°C. As placas foram lavadas 5 vezes com tampão de lavagem. Foram adicionados a cada poço 100 µl de solução de substrato [OPD dissolvido em 25 ml de tampão citrato-fosfato 0,05 M (pH 5), H_2O_2 (Sigma)]. As placas foram colocadas no escuro, à temperatura ambiente, durante 30 minutos. Foram adicionados 50 ml/poço de 4N $H_2 SO_4$ para parar a solução de substrato enzimático. A absorvância foi medida a 492 nm utilizando um leitor ELISA (leitor de microplacas Bio-Rad, Richomond, Ca).

9. Marcação de pAb com peroxidase de rábano (método do periodato)[15] [16] :

5 mg de HRP (Sigma) foram ressuspensos em 1,2 ml de H dist. $H_2 O$; seguido da adição de 0,3 ml de periodato de sódio recentemente preparado e incubação à temperatura ambiente durante 20 min. A solução de HRP foi dialisada contra tampão de acetato de sódio 1 mM (pH 4) a 4°C com várias mudanças durante a noite. Foi preparada uma solução de pAb IgG (5 mg/ml em tampão de carbonato 0,02M, pH 9,6). A HRP foi retirada da tubagem de diálise e adicionada a 0,5 ml de solução de Ab. A mistura foi incubada à temperatura ambiente durante 2 horas. Foram adicionados 100 µl de borohidreto de sódio e a solução foi incubada a 4°C durante 2 horas. O conjugado HRP pAb foi dialisado com várias mudanças contra PBS 0,01 M (pH 7,2).

10. Determinação da possível diluição de trabalho do pAb de IgG conjugado com peroxidase de rábano:

A IgG pAb foi avaliada contra o antigénio num ensaio ELISA indireto para determinar a possível diluição de trabalho do conjugado. Uma placa ELISA foi revestida com 100 μl/poço de Ags; a uma concentração de 20 mg/ml em tampão carbonato 0,05 M, pH 9,6. As placas foram lavadas com tampão de lavagem (PBS/T) e bloqueadas com BSA a 1% para excluir a ligação não específica do conjugado. Seguiu-se a adição de Ab e a lavagem. Por fim, foram adicionadas diluições em série do conjugado (1/10, 1/20, 1/40, 1/80, 1/160 e 1/320 μg/ml). O ensaio foi completado como mencionado anteriormente com o procedimento ELISA.

Referências

Capítulo I

1. Alberts B, Johnson A, Lewis J, et al. (2002). "24. O sistema imunitário adaptativo". Molecular Biology of the Cell (4ª ed.). Nova Iorque: Garland Science.

2. "Antigénio". Biblioteca Nacional de Medicina dos EUA. Recuperado em 2015-07-30.

3. Gavin AL, Hoebe K, Duong B, Ota T, Martin C, Beutler B, Nemazee D (2006). "Respostas de anticorpos reforçadas por adjuvantes na ausência de sinalização de receptores do tipo toll". Science. 314: 1936-1938.

4. Gallucci S, Lolkema M, Matzinger P (1999). "Adjuvantes naturais: activadores endógenos de células dendríticas". Nature Medicine. **5**: 1249-1255.

5. Parham P. (2009). The Immune System, 3rd Edition, pg. G:2, Garland Science, Taylor and Francis Group, LLC.

6. Janeway CA, Jr (2013). "Artigo dos pilares: aproximando-se da assíntota? Evolução e revolução na imunologia. Cold spring harb symp quant biol. 1989. 54: 1-13.". Journal of immunology (Baltimore, Md.: 1950). **191** (9): 4475-87.

7. Gayed PM (2011). "Rumo a uma síntese moderna da imunidade: Charles A. Janeway Jr. e o pequeno segredo sujo do imunologista". O Jornal de Biologia e Medicina de Yale. **84**: 131-138.

8. Peter P (2009). The Immune System, 3rd Edition, pg. G: 11, Garland Science, Taylor and Francis Group, LLC.

9. Kuby Immunology (6ª ed.). Macmillan. 2006. p. 77. ISBN 978-1-42920211-4.

10. Strebhardt K, Ullrich A (2008). "O conceito de bala mágica de Paul Ehrlich: 100 anos de progresso". Nature Reviews Cancer. **8**: 473-480.

11. Lindenmann J (1984). "Origem dos termos 'Anticorpo' e 'Antigénio'". Scand. J. Immunol. **19**: 281-285.

12. Doolan DL, Southwood S, Freilich DA, Sidney J, Graber NL, Shatney L, Bebris L, Florens L, Dobano C, Witney AA, Appella E, Hoffman SL, Yates JR 3rd, Carucci DJ, Sette A (2003). "Identificação de antigénios de Plasmodium falciparum por análise antigénica de dados genómicos e proteómicos" (PDF). Proc Natl Acad Sci USA. 100: 9952-9957.

13. Schumacher TN, Schreiber RD (2015). "Neoantígenos na imunoterapia do câncer". Ciência. **348** (6230): 69-74.

14. "Especificidade do antigénio - Termos médicos". Steadyhealth.com. (2010).

Capítulo II

1. Anthea M, Hopkins J, McLaughlin CW, Johnson S, Warner MQ, LaHart D, Wright JD (1993). Human Biology and Health. Englewood Cliffs NJ: Prentice Hall.

2. "Tabela de sistemas de grupos sanguíneos v4.0" (PDF). Sociedade Internacional de Transfusão de Sangue. novembro de 2014. Recuperado em 9 de abril de 2015.

3. Letsky EA, Leck I, Bowman JM (2000). "Capítulo 12: Rhesus e outras doenças hemolíticas". Antenatal & neonatal screening (2ª ed.). Oxford University Press. ISBN 978-0-19-262826-8.

4. "Tabela de sistemas de grupos sanguíneos". Sociedade Internacional de Transfusão de Sangue. outubro de 2008. Recuperado em 2008-09-12.

5. "Serviços de Sangue da Cruz Vermelha Americana, Região da Nova Inglaterra, Maine, Massachusetts, New Hampshire, Vermont". Serviços de Sangue da Cruz Vermelha Americana - Região da Nova Inglaterra. 2001. Arquivado do original em 21 de junho de 2008. Recuperado em 2008-07-15. Existem mais de 600 antigénios conhecidos para além de A e B que caracterizam as proteínas encontradas nos glóbulos vermelhos de uma pessoa

6. Dean (2005), O grupo sanguíneo ABO "... Uma série de doenças pode alterar o fenótipo ABO de uma pessoa ..."

7. Stayboldt C, Rearden A, Lane TA (1987). "Antigénio B adquirido por glóbulos vermelhos A1 normais expostos ao soro de um doente". Transfusion. 27: 41-44.

8. Matsushita S, Imamura T, Mizuta T, Hanada M (1983). "Antígeno B adquirido e poliaglutinação em um paciente com câncer gástrico". The Japanese Journal of Surgery. 13: 540-542.

9. Hovinga IK, Koopmans M, de Heer E, Bruijn J, Bajema I (2007). "Mudança no grupo sanguíneo no lúpus eritematoso sistémico". Lancet. 369: 186-187.

10. Chown B, Lewis M, Kaita K (1957). "Um novo fenótipo do grupo sanguíneo Kell". Natureza 180 (4588): 711.

11. Miller LH, Mason SJ, Clyde DF, McGinniss MH (1976). "O fator de resistência ao *Plasmodium vivax* em negros. O genótipo do grupo sanguíneo de Duffy, FyFy". The New England Journal of Medicine 295: 302-304.

12. Kwiatkowski DP (2005). "Como a malária afectou o genoma humano e o que a genética humana nos pode ensinar sobre a malária". Jornal Americano de Genética Humana 77: 171-192.

13. SchmidtP, Okroi M (2001). "Also sprach Landsteiner - Blood Group 'O' or Blood Group 'NULL'", Infus Ther Transfus Med, 28: 206-208.

14. "O teu sangue - um manual sobre o sangue e a dádiva de sangue" (PDF). p. 63. Arquivado do original (PDF) em 26 de junho de 2008. Recuperado em 2008-07-15.

15. Talaro KP (2005). Foundations in microbiology (5ª ed.). New York: McGraw-Hill. pp. 510-511. ISBN 0-07-111203-0.

16. Moise KJ (2008). "Gestão da aloimunização rhesus na gravidez". Obstetrícia e Ginecologia. 112 (1): 164-176.

17. "Rh血型的由來". Hospital.kingnet.com.tw. Recuperado em 2010-08-01.

18. Brown JE (2012). "Mistério do sangue resolvido". Universidade de Vermont.

19. Possible Risks of Blood Product Transfusions da American Cancer Society. Última

revisão médica: 03/08/2008. Última revisão: 01/13/2009

20. Sete reacções adversas à transfusão Departamento de Patologia da Universidade de Michigan. Versão de julho de 2004, Revisto em 11/5/08

21. Nickel RG, Willadsen SA, Freidhoff LR et al. (1999). "Determinação dos genótipos Duffy em três populações de ascendência africana utilizando PCR e oligonucleótidos específicos da sequência". Human Immunology. 60: 738-742.

22. Bruce MG (2002). "BCF - Membros - Relatório Anual do Presidente". A Fundação de Cuidados com o Sangue.

23. Daniels G, Finning K, Martin P, Summers J (2006). "Genotipagem do grupo sanguíneo fetal: presente e futuro". Anais da Academia de Ciências de Nova Iorque. 1075: 88-95.

24. "Utilização de Imunoglobulina Anti-D para Profilaxia Rh". Royal College of Obstetricians and Gynaecologists (Colégio Real de Obstetras e Ginecologistas). maio de 2002.

25. "Gravidez - profilaxia anti-D de rotina para mulheres D-negativas". NICE. maio de 2002.

26. Associação Americana de Bancos de Sangue (24 de abril de 2014), "Five Things Physicians and Patients Should Question", Choosing Wisely: an initiative of the ABIM Foundation, Associação Americana de Bancos de Sangue, consultado em 25 de julho de 2014, que cita

- Comité Nacional de Transfusão de Sangue do Diretor-Geral da Saúde (c. 2008). "A utilização adequada de glóbulos vermelhos negativos do grupo O RhD" (PDF). Serviço Nacional de Saúde. Recuperado em 25 de julho de 2014.

27. "Tabela de compatibilidade de hemácias". Cruz Vermelha Nacional Americana. dezembro de 2006.

28. Tipos de sangue e compatibilidade bloodbook.com

29. "Gráfico de compatibilidade ABO de componentes sanguíneos Glóbulos vermelhos e plasma". Laboratório do Banco de Sangue. Universidade de Michigan. Recuperado em 16 de dezembro de 2014.

30. Garratty G, Glynn SA, McEntire R (2004). Frequências dos fenótipos ABO e Rh(D) de diferentes grupos raciais/étnicos nos Estados Unidos. Transfusion 44:703-706.

31. Bloodbook.Com, Racial & Ethnic Distribution of ABO Blood Types (Distribuição racial e étnica dos tipos de sangue ABO), citado em 15 de março de 2005.

32. Reid ME e Lomas-Francis C. The Blood Group Antigen Facts Book (O Livro de Factos sobre os Antigénios dos Grupos Sanguíneos). Segunda edição. 2004, Nova Iorque: Elsevier Academic Press.

33. Daniels GL, Fletcher A, Garratty G, Henry S, Jorgensen J, Judd WJ, Levene C, Lomas-Francis C, Moulds JJ, Moulds JM, Moulds M, Overbeeke M, Reid ME, Rouger P, Scott M, Sistonen P, Smart E, Tani Y, Wendel S, Zelinski T (2004). Terminologia dos grupos sanguíneos: do comité da Sociedade Internacional de Transfusão de Sangue sobre a terminologia dos antigénios de superfície dos glóbulos vermelhos. Vox Sang. 87:304-316.

Capítulo três

1. Goldberg RJ (1952). "Uma teoria das reacções anticorpo-antigénio. I. Teoria para Reacções de Antigénio Multivalente com Anticorpo Bivalente e Univalente". Jornal da Sociedade Americana de Química. 74: 5715-5725.

2. Sahimi M (1994). Applications of Percolation Theory (Aplicações da Teoria da Percolação). London: CRC Press. p. 257. ISBN 978-0-203-22153-2.

3. Spiers JA (1958). "Teoria de Goldberg das reacções antigénio-anticorpo in vitro". Immunology. 1: 89-102.

4. Janeway CA, Travers P, Walport M, Shlomchik MJ (2001). Immunobiology: The Immune System in Health and Disease (5 ed). New York: Garland Science. ISBN 0-8153-3642-X.

5. Mian IS, Bradwell, AR, Olson AJ (1991). "Estrutura, função e propriedades dos sítios de ligação de anticorpos". Journal of Molecular Biology 217: 133-151.

6. van Oss CJ, Good RJ, Chaudhury MK (1986). "Natureza da interação antigénio-anticorpo. Ligações primárias e secundárias: condições óptimas para associação e dissociação". Journal of Chromatography. 376: 111-119.

7. Absolom DR, van Oss CJ (1986). "A natureza da ligação antigénio-anticorpo e os factores que afectam a sua associação e dissociação". CRC Critical Reviews in Immunology 6 (1): 1-46.

8. Braden BC, Dall'Acqua W, Eisenstein E, Fields BA, Goldbaum FA, Malchiodi EL, Mariuzza RA, Schwarz FP, Ysern X, Poljak RJ (1995). "Movimento de proteínas e complementaridade de chave e fechadura em reacções antigénio-anticorpo". Pharmaceutica ata Helvetiae. 69: 225-230.

9. Mayer G (2015). "Imunoglobulinas - reacções antigénio-anticorpo e testes seleccionados". Microbiologia e Imunologia. Faculdade de Medicina da Universidade da Carolina do Sul.

10. Margolis S (2012). "Testes de antigénio/anticorpo para doenças infecciosas". Remedy Health Media, LLC.

11. Taylor CW, Chakrabarty S, Schauder KS, Yeoman LC (1983). "Identificação de Antigénios Citosólicos de Células de Adenocarcinoma GW-39 por Imunoeletroforese Cruzada e Imunofluorescência". Investigações Imunológicas. 12: 315-329.

12. Ferencik M (2013). Handbook of Immunochemistry (Manual de Imunoquímica). Holanda: Springer. pp. 309-386. ISBN 978-94-010-4678-7.

13. Odell ID, Cook D (2013). "Técnicas de imunofluorescência". Journal of Investigative Dermatology 133 (1): e4.

Capítulo IV

1. Finlândia M, Dowling HFJ (1935). Immunol. 29: 285-299.

2. Lister S, Ordman D (1935). South African Inst. Med. Res. 1935, 7_/12.

3. MacLeod CM, Hodge SRG, Heidelberger M, Bernhard WGJ (1945). Exp. Med. 82: 445-465.

4. Ruegsegger JM, Finland MJ (1935). Clin. Invest. 14: 833-836.

5. Davies JAVJ (1937). Immunol. 33: 1-7.

6. Fothergill LD, Wright JJJ (1933). Immunol. 24: 273-284.

7. Sutliff WD, Finlândia MJ (1932). Exp. Med. 55: 837-852.

8. Ward HK, Lyons CJ (1935). Exp. Med. 61: 515-529.

9. Pittman MJ (1933). Exp. Med. 58: 683-706.

10. Avery OT, Goebel WFJ (1929). Exp. Med. 50: 521- 533.

11. Goebel WFJ (1939). Exp. Med. 69: 353-364.

12. Finne J, Bitter-Suermann D, Goridis C, Finne UJ (1987). Immunol. 138: 4402-4407.

13. Howard J (1987). Em Towards Better Carbohydrate Vaccines; Bell R, Torrigiani T Eds. T-cell Independent Responses to Polysaccharides, their Nature and Delayed Ontogeny; John Wiley and Sons, em nome da Organização Mundial de Saúde: Chichester, Reino Unido, pp 221_/232.

14. Bondada S, Wu HJ, Robertson DA, Chelvarajan RL (2001). Vaccine 19: 557-565.

15. Nataro JP, Kaper JB (1988). Clin. Microbiol. Rev. 11: 142-201.

16. Henrichsen JJ (1995). Clin. Microbiol. 33: 2759-2762.

17. Robbins JB, Austrian R, Lee CJ, Rastogi SC, Schiffman G, Henrichsen J, Makela PH, Broome CV, Facklam RR, Tiesjema RH (1983). J. Infect. Dis. 148: 1136-1159.

18. Mosier DE, Zaldivas NM, Goldings E, Mond JJ, Scher I, Paul WEJ (1977). Infect. Dis. 136: 14-19.

19. Mosier DE, Mond JJ, Goldings EJ (1977). Immunol. 119: 1874.

20. Janeway CA, Paul T, Mark WJ, Donald C (1999). Immunobiology, The Immune System in Health and Disease ; Elsevier Science London: Londres, Reino Unido.

21. Mond JJ, Lees A, Snapper CM (1995). Annu. Rev. Immunol. 13: 655-692.

22. Haneberg B, Dalseg R, Wedege E, Hoiby EA, Haugen IL, Oftung F, Andersen SR, Na'ss LM, Aase A, Michaelsen TE, Holst J (1988). Infect. Immun. 66: 1334-1341.

23. Sela M, Mozes E, Shearer GM (1972). Proc. Natl. Acad. Sci. 69: 26962700.

Capítulo 5

1. Tendler M, Almeida MSS, Pinto RM, Noronha D, Katz N (1991). Modelo de coelho *Schistosoma mansoni-Nova* Zelândia: Resistência induzida por infeção seguida de imunização ativa com antigénios protectores. J. Parasitol. 77: 138-141.

2. Bradford MM (1976). Um método rápido e sensível para a quantificação de quantidades de microgramas de proteínas utilizando o princípio da ligação proteína-corante. Anal. Biochem. 72: 245-254.

3. Chappell CL, Dresden MH (1987): Purificação de cisteína proteinases de *S. mansoni* adulto. Arch. Biochem. Biophys. 256: 560-568.

4. Sheehan D, Gerald RF (1996). Cromatografia de permuta iónica. Meth. Mol. Biol. 59: 145-150.

5. Hagel L (2001). Cromatografia de filtração em gel. Curr. Protoc. Mol. Biol., capítulo 10: unidade 10.9.

6. Harlow E, Lane D (1988). Antibodies, a laboratory manual. Cold Spring Harbor Laboratory, Cold Spring Harbor, Nova Iorque.

7. Myers RL (1995). Immunology a laboratory manual (2ª ed.); Capítulo 2. Animal and human immunoglobulins. Academic Press, Nova Iorque.

8. Thaumaturgo N, Vilar, MM, Edelenyi R, Tendler M (2002). Caracterização de componentes relacionados ao Sm14 em diferentes helmintos por eletroforese em gel de dodecil sulfato de sódio-poliacrilamida e análise de western blotting. Mem Inst Oswaldo Cruz, Rio de Janeiro, 97: 115-116.

9. Engvall E, Perlman P (1971): Enzyme linked immunosorbent assay (EL1SA): Ensaio quantitativo da imunoglobulina G. J. Immunochem. 8: 871874.

10. Tendler M, Pinto RM, Lima AO, Gebara G, Katz N (1986). *Schistosoma mansoni:* vacinação com antigénio do verme adulto. Int. J. for Parasitol. 16: 347352.

11. Tendler M, Almeida MSS, Pinto RM, Noronha D, Katz N (1991). Modelo de coelho *Schistosoma mansoni-Nova* Zelândia: Resistência induzida por infeção seguida de imunização ativa com antigénios protectores. J. Parasitol. 77: 138-141.

12. Nowotny A (1979). Exercícios básicos de imunoquímica. Springer-verlag, Berlim, Nova Iorque, pp. 232-234.

13. Mckinney MM, Parkinson A (1987). Um procedimento simples e não cromatográfico para purificar imunoglobulinas do líquido de ascite. J. Immunol. Meth., 96: 271-278.

14. Laemmli UK (1970). Clivagem de proteínas estruturais durante a montagem da cabeça do bacteriófago T4. Nature 277: 680-685.

15. Nakane PK e Kawaoi A (1974). anticorpo marcado com peroxidase. Um novo método de conjugação. J. Histochem. Cytochem. 22: 1084-1091.

16. Tijssen P, Kurstak P (1984). Métodos simples e altamente eficientes para a preparação de peroxidase e conjugado peroxidase-anticorpo ativo para imunoensaios enzimáticos. Anal. Biochem. 136: 451-457.

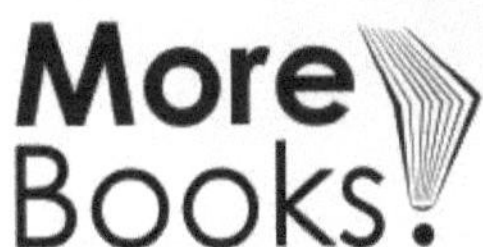

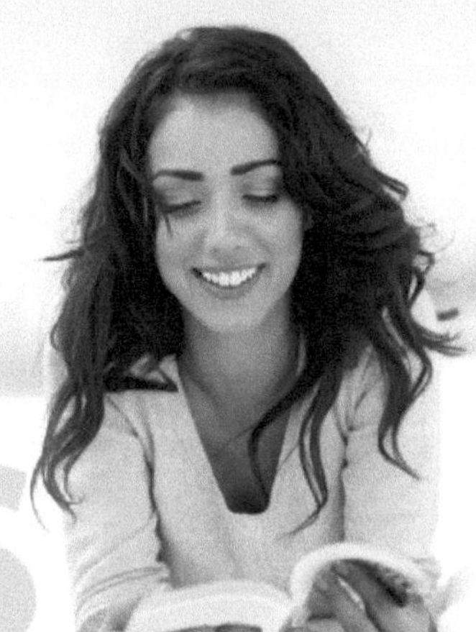

yes
I want morebooks!

Buy your books fast and straightforward online - at one of world's fastest growing online book stores! Environmentally sound due to Print-on-Demand technologies.

Buy your books online at
www.morebooks.shop

Compre os seus livros mais rápido e diretamente na internet, em uma das livrarias on-line com o maior crescimento no mundo! Produção que protege o meio ambiente através das tecnologias de impressão sob demanda.

Compre os seus livros on-line em
www.morebooks.shop

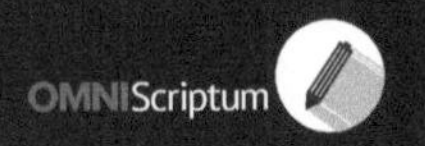

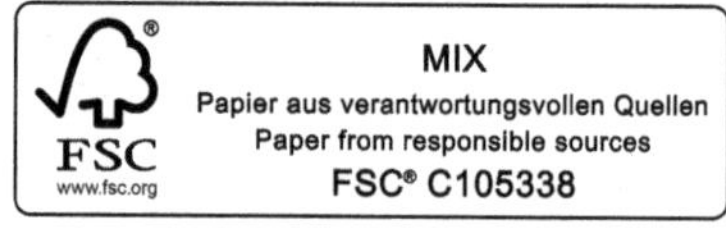

Printed by Books on Demand GmbH, Norderstedt / Germany